reinhardt

Hans Gunia • Simone Saurgnani (Hg.)

Der Körper in der Verhaltenstherapie

Methoden und Interventionen für die Praxis

Mit Beiträgen von Ilona Brokuslaus, Andrea Chmitorz, Hans Gunia, Thomas Heidenreich, Beatrice Herzog-Schilling, Michael Huppertz, Eduardo Keegan, Ernst Kern, Florencia Luz Koutsovitis, Johannes Michalak, María Guadalupe Rosales, Simone Saurgnani, Thorsten Welke

Ernst Reinhardt Verlag München

Bibliografische Information der Deutschen Nationalbibliothek

Die Deutsche Nationalbibliothek verzeichnet diese Publikation in der Deutschen Nationalbibliografie; detaillierte bibliografische Daten sind im Internet über <http://dnb.d-nb.de> abrufbar.

ISBN 978-3-497-03324-9 (Print)

ISBN 978-3-497-62031-9 (PDF-E-Book)

ISBN 978-3-497-62032-6 (EPUB)

Printed in EU

Covermotiv: © iStock.com/Jewelee

Satz: Katharina Ehle

Ernst Reinhardt GmbH & Co KG, Kemnatenstr. 46, D-80639 München

Net: www.reinhardt-verlag.de E-Mail: info@reinhardt-verlag.de

Inhalt

Vorwort

„Wollen wir nicht mal eine Tagung über den Körper in der Verhaltenstherapie organisieren?“ So oder so ähnlich formulierten das Ernst Kern und einer der Herausgeber dieses Bandes (Hans Gunia) auf einem DBT-Netzwerktreffen in Köln. Es sollte noch ein paar Jahre dauern, bis die beiden Herausgeber dieses Projekt zusammen mit Andreas Fellgiebel und weiteren Kolleg:innen 2024 in Darmstadt umsetzten. Die Tagung war ein voller Erfolg und mündete in die Idee, die Erkenntnisse in einem Buch zu bündeln.

Simone Saurgnani, von der Körpertherapie und Achtsamkeit und Hans Gunia, von Tango Argentino in der Verhaltenstherapie kommend, war es ein Anliegen, mit diesem Band einen Bogen von theoretischen und im engeren Sinn körpertherapeutischen Ideen und Überlegungen bis hin zu praktischen Übungen zu schlagen, die sowohl Achtsamkeitsübungen als auch verhaltenstherapeutische Übungen und Strategien umfassen. Entsprechend kommen auch unsere Mit-Autor:innen von verschiedenen Seiten der psychiatrisch-psychotherapeutischen Versorgung. Dieses Buch ist gewollt sehr praxisorientiert geschrieben und soll zum Mitdenken, Mitdiskutieren, Nachmachen und Ausprobieren einladen. Wir wollen mit diesem Band Impulse setzen und erhoffen uns, dass es die Leser:innen animiert, kreativ eigene Ideen zu entwickeln.

Wir möchten uns bei Andreas Fellgiebel, Sabine Koch, Maren Langlotz-Weis und Alexandra Wuttke-Linnemann für ihren Spirit in der Körperarbeit bedanken. Bedanken möchten wir uns bei allen Autorinnen und Autoren, ohne die dieses Buch nicht möglich gewesen wäre. Wir möchten uns bei Eduardo Keegan – einem Freund und Kollegen von Hans Gunia – bedanken, der den Kontakt zu kompetenten Fachkolleg:innen und Autor:innen aus Buenos Aires hergestellt hat. So ist aus unserem Projekt (sogar) ein kleines deutsch-argentinisches Projekt entstanden. Bedanken möchten wir uns bei Frau Landersdorfer vom Reinhardt Verlag für ihre immer wohlwollende und tatkräftige Unterstützung in diesem Buchprojekt.

Nicht zuletzt möchten wir uns bei meiner Ehefrau Anette (Hans Gunia) und meinem Partner Alex (Simone Saurgnani), unseren engen Freunden und Familie bedanken, die sehr geduldig mit uns waren und uns mit allen Kräften unterstützt haben.

Darmstadt im Dezember 2024 — Hans Gunia und Simone Saurgnani

1 Einleitung

von Hans Gunia und Simone Saurgnani

Die Beziehung zwischen Körpererleben, Selbstwahrnehmung und Psychotherapie erscheint uns basal und unumgänglich, wenn wir heute beratend, in der Selbsterfahrung oder psychotherapeutisch arbeiten. Ist doch der Körper bei allem, was wir erfahren und erleben, zentral und maßgeblich für die sinnliche Erfahrung: nur über unseren Körper können wir den Austausch mit unserer Um- und Mitwelt erleben.

Dieses Verständnis stand bedauerlicherweise viele Jahre nicht im Vordergrund der Verfahren der Psychotherapie, deren Kosten durch die Krankenkasse übernommen werden, wie z. B. der Verhaltenstherapie. Die neuere Hinwendung zum Körper und die Bedeutsamkeit der Interaktionen zwischen Körper, Seele und Geist wird in Disziplinen wie bspw. Philosophie, Soziologie und Politikwissenschaften als body turn oder somatic turn, manchmal auch corporeal turn bezeichnet. Diese Körperwende kann als Paradigmenwechsel verstanden werden, im Sinne einer wieder ganzheitlicheren Betrachtungsweise – als Gegenbewegung zu den Aufspaltungen des menschlichen Organismus in eben Körper, Geist und Seele. Im Rahmen der Psychotherapie sind vor allem Körperpsychotherapie und Embodiment-Ansätze Vorreiter der Körperwende: Sie waren von Anfang an überzeugt von der Bedeutsamkeit des Körpers.

Wie in Kapitel 4 von Huppertz und Saurgnani in diesem Buch dargestellt wird, stellt die Wende in Richtung einer Intersubjektivität eine weitere wichtige Öffnung in Richtung Ganzheitlichkeit dar. Bei der intersubjektiven Wende wird das Arbeiten in der therapeutischen Beziehung explizit mit einbezogen. Das Neue an diesem Ansatz ist die relationale Sicht in der Psychotherapie. So versteht Boadella Therapeut:innen nicht als Techniker:innen,

> *„die mit der Brillanz ihrer Methoden menschliche Probleme reparieren können. Vielmehr sind wir Entdecker, die versuchen, hinter das Problem zu gelangen, um die Ressourcenebene im anderen wie auch in uns selbst zu finden (Boadella 2019, 292)".*

Aber ist die Verhaltenstherapie tatsächlich körperabstinent? Schauen wir mal genauer hin.

Wenn wir das SORKC-Schema betrachten, welches Kanfer et al. (2000) entwickelt haben, um funktionelle Zusammenhänge zwischen auslösenden Bedingungen, Reaktionen, Kontingenzen und Konsequenzen von Verhaltensweisen aufzuzeigen, so finden wir den Körper an verschiedenen Stellen.

Auslösende Bedingungen können interne oder externe Auslöser sein, also kann auch der Körper mit seinen Reaktionen ein Auslöser sein. Die Reaktionen auf bestimmte Auslöser haben immer mit dem Körper des jeweiligen Menschen zu tun: Im Körper werden kognitive, emotionale und verhaltensbezogene Reaktionen analysiert und generiert. Kontingenzen und Konsequenzen werden in diesem Modell als für eine bestimmte Verhaltensweise als aufrechterhaltend verstanden. Das SORKC Schema dient deshalb in der Verhaltenstherapie sowohl der Erklärung von Problemverhaltensweisen als auch als Ausgangspunkt für die Therapieplanung für die Veränderung von Verhalten.

1.1 Die Bedeutung des Körpers im SORKC-Modell

Das Verhaltensmodell arbeitet mit fünf Bestimmungsstücken als Grundlage eines Lernvorganges: Im Folgenden erklären wir an einem Fallbeispiel alle Bestimmungsstücke. Paul ist ein sozial-ängstlicher Mann, der gerne Tango tanzt. Er hat seit seiner Kindheit ein schüchternes Temperament und Erfahrungen von Zurückweisung und Ausgrenzung wegen starker Kurzsichtigkeit in der Schule hinter sich. Heute hat er ein paar Freunde und beschreibt sich als „zurückhaltend“. In der Vergangenheit ist er zwar zu Tanzveranstaltungen gegangen, traute sich aber nicht, andere Menschen aufzufordern. Er stand oft am Rand der Tanzfläche und ging unverrichteter Dinge wieder nach Hause, wenn die Angst und Unsicherheit am größten waren. Wenn er aus der Veranstaltung „geflohen war“, reduzierte sich zunächst sofort die Angst und Unsicherheit. Danach stellte sich jedoch Scham und Resignation ein. Er begab sich in Verhaltenstherapie. Nach Diagnostik, Modellentwicklung, ausführlicher Psychoedukation und Motivationsarbeit zu Exposition und Aufmerksamkeitslenkung sollte er üben, seine Aufmerksamkeit nach außen zu richten und Vermeidungsverhalten abzubauen. Seine Therapeutin hat deswegen Verhaltensexperimente vorgeschlagen, wie das Blickkontakt aufnehmen auf der Straße und auf Tanzveranstaltungen, sowie – als fortgeschrittene Übung – das Auffordern von anderen Menschen zum Tanz.

S (Stimulus) steht im SORKC-Modell für den Auslöser eines Verhaltens, beschreibt den aktuellen Situationsausschnitt und die Hinweisreize für das nachfolgende Verhalten.

Die Stimulus-Variablen in unserem Beispiel vor Aufnahme der Therapie: Paul befindet sich auf einer Tango Tanzveranstaltung und möchte Partner:innen zum Tanz auffordern. Er steht am Rand der Tanzfläche (S-extern). Er ist nervös und spürt ein Herzklopfen (S-intern).

Die O-Variable (Organismusvariable) steht für überdauernde somatische Zustände (z. B. chronischer Schmerz), Eigenschaften (z. B. „ängstlich") oder auch überdauernde Grundannahmen (z. B. „Ich bin zu schüchtern!"), die die Person mit in eine Situation einbringt. Sie umfasst also die individuellen biologischen Prädispositionen einer Person, Alter, Geschlecht, genetische Vorbelastungen, aber auch die Persönlichkeitseigenschaften, Erfahrungen und Überzeugungen. In unserem Fall hat Paul eine starke Kurzsichtigkeit (durch Brille korrigiert) und durch Erfahrungen in seiner Biographie die Grundannahmen entwickelt „ich bin unattraktiv! Ich werde abgelehnt!".

R für Reaktion beschreibt das problemrelevante Verhalten auf den verschiedenen Ebenen: physiologische Reaktionen (R-phys), emotionale Reaktionen (R-emot), kognitive Reaktionen (R-kog) und motorische Reaktionen (R-mot).

In unserem Fallbeispiel wären das vermutlich folgende Reaktionen:

R-kog: „Ohje! Ich bin unattraktiv! Ich schaff das nicht! Ich werde abgelehnt!"

R-phys: Anspannung, Herzklopfen, Schwitzen

R-emot: Angst, Hilflosigkeit

R-verh: Am Rand stehen bleiben, Blickkontakt vermeiden, die Veranstaltung fluchtartig verlassen.

K für Kontingenz gibt an, wie regelmäßig und wie häufig kurz- und langfristige Konsequenzen auf das Verhalten folgen. Es geht also um den Zusammenhang zwischen Reaktion und Konsequenz – bspw. dann, wenn nach einer bestimmten Anzahl von Reaktionen verstärkt wird: entweder bei gleichbleibender Reaktionszahl (fester Quotenplan), nach dem Verstreichen eines bestimmten Zeitintervalls (Intervallplan) oder nach wechselnden Quoten (intermittierende Verstärkung). Vermutlich verhält sich Paul bei den meisten (aber nicht bei allen) sozialen Situationen vermeidend.

C (C als Abk. für das englische Consequence) steht für die kurz- und langfristigen Konsequenzen, die auf R folgen, und das Verhalten verstärken.

Dabei steht C+ für eine positive Konsequenz, die die Auftretenswahrscheinlichkeit eines Verhaltens erhöht. Wenn in unserem Beispiel Paul trotz seiner Angst eine Person auffordert und diese die Aufforderung annimmt, freut sich Paul darüber und ist ein bisschen stolz.

C- steht für das Wegnehmen eines aversiven Reizes (Reduktion von Angst und Unsicherheit). Wenn Paul die Tanzveranstaltung verlässt, was dadurch die Auftretenswahrscheinlichkeit seines Verhaltens (jetzt allerdings des Flucht- oder Vermeidungsverhaltens) erhöht.

C- steht für eine aversive Konsequenz (z. B. als langfristige Konsequenz Scham, wenn man als Reaktion bspw. das Auffordern aus Angst vermeidet und am Rand stehen bleibt; Traurigkeit, weil keine Begegnungen zustande kommen), die die Auftretenswahrscheinlichkeit eines Verhaltens reduziert (in diesem Fall vermutlich das Aufsuchen einer Tanzveranstaltung).

€+ steht für die Wegnahme eines positiven Reizes, was ebenso die Auftretenswahrscheinlichkeit eines Verhaltens reduziert. Bei Paul ist die langfristige Konsequenz bspw. das Ausbleiben von Kontakten zu anderen Menschen, Nicht-zustandekommen von Tänzen.

Vielleicht: Eine Tänzerin lächelt ihn immer freundlich an (C+), da sie gerne von ihm aufgefordert werden möchte. Er tut dies aber nicht, da er schüchtern ist. Die Tänzerin interpretiert seine Zurückhaltung als Arroganz und lächelt ihn nicht mehr an (€+). Paul geht seltener Tanzen.

Die Konsequenzen können wir unterteilen in kurz- und langfristige Konsequenzen, wobei hauptsächlich die kurzfristigen Konsequenzen das Verhalten beeinflussen.

Wir sehen schon hier, dass Körper sowohl als Stimulus (z. B. Schmerz, Völlegefühl, körperliches Unbehagen, Nervosität, situative Angst), als O-Variable (z. B. chronischer Schmerz, chronische Erektionsstörungen), in allen Reaktionsabteilungen und als Konsequenz (z. B. Schmerzen, Völlegefühle, körperliches Wohlbefinden usw.) auftreten kann.

Das SORKC-Schema können wir weiterhin nutzen, um herauszuarbeiten, an welchem Punkt wir in der Therapie ansetzen können: An der Akzeptanz von Dingen (z. B. durch Achtsamkeitsübungen), oder an Veränderung bzw. wie man Bewältigungsstrategien (z. B. Tango Argentino, Sport, Skills) in die Therapie einbauen kann. So können wir, wie wir später sehen werden, z. B. Tango Argentino als Bewältigungsstrategie nutzen, wenn eine Person etwa chronische Angst vor Nähe hat (O-Variable) oder wir können Tango Argentino als Bewältigungsstrategie gegen situative Einsamkeit (S-Variable) einsetzen: Ebenso eignet sich Tango Argentino als Methode zum Experimentieren von Körperkontakt.

1.2 Der Einsatz des Körpers in der modernen Verhaltenstherapie

In der Verhaltenstherapie setzen wir also den Körper als Verstärker ein (z. B. Körperkontakt beim Tanzen), wir nutzen ihn bei Bewältigungsstrategien (Sport, Tanzen), im Aufbau einer Haltung (Achtsamkeit) und benutzen den Körper beim Habituieren und Überlernen, wenn wir in der Behandlung von Panikattacken etwa künstliche Panikattacken herstellen.

Zusammenfassend spielt der Körper in der modernen kognitiven Verhaltenstherapie auf verschiedenen Ebenen eine zentrale Rolle. Diese Rolle wurde allerdings in der Vergangenheit oft nicht explizit herausgearbeitet und in Behandlungsplänen benannt.

In unserem Buch wollen wir deshalb versuchen, eine Brücke zu schlagen zwischen grundsätzlichen theoretischen Überlegungen (Heidenreich/Michalak 2004), Überführung von Theorie in praxisnahe Übungen (Kap. 3 von Kern, Kap. 4 von Huppertz & Saurgnani) und eher anwendungsorientierten Kapiteln (z. B. Kap. 5 von Brokuslaus & Welke, Kap. 8 von Herzog-Schilling, Kap. 9 von Gunia, Kap. 7 von Rosales, Kap. 6 von Keegan & Koutsovitis).

Wir erhoffen uns eine spannende und sich gegenseitig befruchtende Diskussion, die Ansätze für notwendige theoretische Fundierungen und Ideen für weitere Anwendungen liefert.

1.3 Überblick über das Buch

In Kapitel 2 setzen sich Thomas Heidenreich, Andrea Chmitorz und Johannes Michalak mit der historischen Rolle des Körpers in der Verhaltenstherapie auseinander. Sie kontrastieren Embodiment als Annahme, dass Kognitionen immer verkörpert, d. h. nicht von sensorischen Erfahrungen und Körperzuständen getrennt werden können, mit rein kognitivistischen Therapieansätzen. An ausgewählten Beispielen zeigen sie, dass Kognitionen durch den physischen Körper und dessen Auseinandersetzung mit der Umwelt geformt werden. Das betrifft ihrer Ansicht nach nicht nur sensorische und motorische Erfahrungen, sondern auch abstrakte Konzepte. Sie zeigen, dass sensorische und körperliche Aspekte insbesondere bei der Wahrnehmung und Verarbeitung von Emotionen unerlässlich sind und weitergehend, dass eine rein kognitive, auf Umstrukturierung kognitiver Parameter orientierte Therapie bei emotionalen Problemen wahrscheinlich zu kurz greift.

Anhand einer Fülle von Befunden zu Haltungs-, Gang- und Bewegungsparametern in der Behandlung von Depressionen zeigen sie sehr eindrucksvoll die Effizienz des Einbezugs von Körper in der Behandlung von Depressionen.

Ernst Kern entwickelt in Kapitel 3 ausgehend von einer humanistischen Grundhaltung und Hypothesen von Damasio die Prämisse, dass der für die Grundlegung von Körperpsychotherapie wesentliche Punkt darin besteht, dass Erfahrung immer körperlich fundiert ist. Nach Ernst Kern ist Körpererleben die Basis des Selbsterlebens.

Zusammen mit bspw. Geuter (2023) sieht er das Körpererleben als zentralen Ausgangspunkt von Körperpsychotherapie. Seiner Ansicht nach besteht im genauen Aufspüren, im genauen Wahrnehmen und Vergewissern von Körperempfindungen eine grundlegende und spezifische Vorgehensweise in der Körperpsychotherapie. Seiner Ansicht nach und ausgehend von einer humanistischen Grundhaltung, ist alles Erleben im Körper „eingebettet“, so dass der erlebende und erlebte Körper die zentrale Verbindung der Person zu ihren eigenen Impulsen und Bedürfnissen darstellt. Dabei geht es ihm immer in erster Linie um ein Verstehen, nicht um ein Deuten oder Erklären. Ausgehend von dieser Grundhaltung und in Auseinandersetzung mit Autoren wie Gendlin, Downing, Damasio, Stern und Greenberg entwickelt Ernst Kern wichtige Grundhaltungen, Übungen und Verhaltensweisen. Körperpsychotherapeutische Perspektiven sind seiner Meinung nach transdiagnostisch und in alle Therapieverfahren integrierbar.

Michael Huppertz und Simone Saurgnani stellen in Kapitel 4 nach einer kritischen Würdigung der Rolle des Körpers in der Psychotherapie, der Köpertherapie und der Achtsamkeit, ihr Konzept von Achtsamkeit vor. Ausgehend von einem unter anderem durch die Dialektisch-Behaviorale Therapie (DBT) inspirierten Konzept der Achtsamkeit schlagen sie einen pluralistischen Weg vor, der sowohl stark strukturierte Übungen enthält als auch solche, die weitestgehend nondirektiv sind und den Teilnehmenden Raum lassen, selbst zu experimentieren. Sie schlagen vor, einfache und körperfreundliche Übungen zu nutzen. Die Übungen sollten ohne Anstrengung möglich sein. Ihrer Meinung nach bieten sich durch den bewussten Einbezug des Körpers in Achtsamkeitsübungen ganzheitliche Möglichkeiten, Aspekte der Mitwelt und Umwelt, eigene Empfindungen inklusive eigener mentaler Prozesse in Verbindung mit Beziehungen zu erleben. Anhand von Übungen in der Arbeit mit Depressionen und anderer Übungen geben sie uns einen Einblick in ihre Arbeitsweise.

In Kapitel 5 stellen Ilona Brokuslaus und Thorsten Welke die, von Ilona Brokuslaus in Zusammenarbeit mit Martin Bohus entwickelten, Körper-Skills im Rahmen der DBT vor. Die DBT Körperskills, die im ursprünglichen DBT-Programm von Marsha Linehan nicht enthalten sind, stellen im deutschsprachigen Raum eine wichtige Ergänzung der DBT dar. Die beiden Autoren beschreiben Körperskills zu den Modulen Stresstoleranz und zwischenmenschliche Skills, außerdem antidissoziative Skills und körperorientierte Achtsamkeitsübungen.

Florencia Luz Koutsovitis und Eduardo Keegan beschreiben in Kapitel 6 körperliche Aktivität als Teil eines kognitiv verhaltenstherapeutischen Programms zur

Behandlung einer ganzen Reihe von somatischen und psychischen Störungen. Nach einer Definition und Begriffsbestimmung von körperlicher Aktivität und einem Überblick über die derzeitige Befundlage gehen sie auf biologische und psychologische Prozesse ein. Sie diskutieren Faktoren, die im Rahmen von Programmen zur körperlichen Aktivierung von Bedeutung sind. In einer Fallvignette zeigen die Autoren mögliche Interventionsstrategien und Probleme auf. Schließlich stellen sie einen Algorithmus vor, der in der Planung von körperlicher Aktivierung hilfreich ist.

Maria Gualdalupe Rosales führt in Kapitel 7 in die Natur des chronischen Schmerzes ein. Nach einer theoretischen Einführung und einer Literaturübersicht stellt sie körperorientierte Übungen vor wie z. B. die progressive Muskelentspannung oder bewegungsbasierte Interventionen bei Schmerzen. Die körperorientierten Übungen werden von Rosales im Rahmen eines kognitiv-verhaltenstherapeutischen Programmes gesehen, das kognitive Strategien genauso umfasst wie Psychoedukation. Sie rät ausdrücklich zu einer mit Geduld und Empathie ausbalancierten Behandlungsstrategie und befürwortet eine Neuorientierung der kognitiv-behavioralen Therapie des Schmerzes in Richtung eines prozessorientierten Ansatzes.

Beatrice Herzog-Schilling verweist in Kap. 8 darauf, dass in der Behandlung von Essstörungen außer auf einer Fokussierung auf die Normalisierung von Nahrung und Gewicht, der Veränderung des negativen Körperbildes der Betroffenen großes Gewicht beizumessen sei. Sie unterteilt die Störung des Körperbildes in eine affektive, eine perzeptive und eine behaviorale Komponente und beschreibt diese Komponenten anhand von Beispielen. Anhand der perzeptiven Komponente beschreibt sie praktische Übungen wie z. B. Body Scan, Spiegel Exposition und Abtastübungen. Auch sie bettet die Körperübungen in den Rahmen eines kognitiv-verhaltenstherapeutischen Gesamtprogramms ein.

Hans Gunia beschreibt in Kap. 9, wie er Tango Argentino mit Strategien aus der kognitiven Verhaltenstherapie kombiniert. Er zeigt, wie man aus Grundschritten des Tangos Achtsamkeitsübungen entwickeln kann. Er beschreibt, wie man aus Paarübungen Achtsamkeit in der Beziehung ableiten kann und wie man die Regeln des argentinischen Tangos und Geschichten aus Buenos Aires nutzen kann, um auf humorvolle Weise Blickkontakt und Small Talk Übungen zu entwickeln und in einen Workshop einzubauen. Er verdeutlicht, wie man durch die Kombination mit Tango Argentino Verhaltenstherapie ressourcen- und spaßorientierter gestalten kann und so quasi nebenbei einen Tangoschritt lernt und möglicherweise ein neues Hobby entdeckt.

In Kap. 10 schließlich geht es um Patient:innen, die krankheits- oder durch eine medikamentöse Behandlung bedingt unter Einschränkungen in ihrem sexuellen Erleben leiden. Hans Gunia stellt zwei Übungen vor, die Betroffenen helfen, den Fokus weg von „Ich muss" und Leistungsdruck hin zu sexuellem Genuss auch ohne Erektion und Orgasmus zu lenken.

1.4 Literatur

Boadella, D. (2019): Four Forms of Knowledge in Biosynthesis Therapy. In: Payne, H., Koch, S., Tantio, J., Fuchs, T. (Eds.): The Routledge International Handbook of Embodied Perspectives in Psychotherapy. Approaches from Dance Movement and Body Psychotherapies, S. 292.

Geuter, U. (2023): Körperpsychotherapie. Grundriss einer Theorie für die klinische Praxis. 2. Aufl. Springer, Berlin

Gunia, H., Saurgnani, S. (2023): Training sozialer Kompetenzen in der Gruppe. Ein Praxisleitfaden. Hogrefe, Göttingen

Heidenreich, T., Michalak, J. (2004): Achtsamkeit und Akzeptanz in der Psychotherapie. dgvt-Verlag, Tübingen

Kanfer, F. H., Reinecker, H. Schmelzer, D. (2000): Selbstmanagement-Therapie. Springer, Berlin

2 Embodiment in der Verhaltenstherapie

von Thomas Heidenreich, Andrea Chmitorz und Johannes Michalak

2.1 Einleitung

Das hier vorliegende Buch zum Thema Körpertherapie in der Verhaltenstherapie liefert vielfältige Einblicke zu einem möglichen stärkeren Körperbezug in der Verhaltenstherapie. In diesem Kapitel soll es im Gegensatz zu den meisten anderen Kapiteln dieses Buches nicht schwerpunktmäßig um die Darstellung konkreter Interventionen zum Einbezug des Körpers in die Verhaltenstherapie gehen – stattdessen liefert es Einblicke in Forschungsarbeiten zur Rolle des Körpers für das Verständnis der Ätiologie psychischer Störungen und für das Verständnis von Wirkmechanismen der Verhaltenstherapie.

2.2 Verhaltenstherapie, Kognition und Körper: ein Blick in die Geschichte

Die Verhaltenstherapie hat seit ihren Anfängen körperliche Prozesse sowohl in die Diagnostik als auch in die Therapie psychischer Störungen integriert. Ein frühes und wegweisendes Beispiel ist das Werk von Joseph Wolpe (1958), der in seiner „Psychotherapy by Reciprocal Inhibition" das Prinzip der systematischen Desensibilisierung vorstellte. Dieses Verfahren nutzt gezielte körperliche Entspannungstechniken, um die physiologische Reaktion auf angstauslösende Reize zu reduzieren. Die Idee dahinter war, dass körperliche Entspannung und Angstzustände sich gegenseitig ausschließen. Fred Kanfer ordnet in seinem SORKC-Schema physiologische und motorische Prozesse – neben der kognitiven und der emotionalen Ebene – zwei der vier grundlegenden Analyseebenen des menschlichen Verhaltens zu (Kanfer/Saslow 1965).

In der frühen, stark lerntheoretisch geprägten Phase der Verhaltenstherapie wurde das Hauptaugenmerk auf das beobachtbare Verhalten gelegt, während kognitive Prozesse als weniger greifbar und daher schwer nach objektiven wissenschaftlichen Kriterien erfassbar galten. Mit der Entwicklung der kognitiven Therapie, die später in die kognitive Verhaltenstherapie (KVT) mündete, verschob sich der Fokus hin zur systematischen Veränderung kognitiver Inhalte und Abläufe (Blackwell/Heidenreich 2021). Mit der Einführung moderner, sogenannter „dritter Welle"-Ansätze in der Verhaltenstherapie erlangte der Körper wieder größere Bedeutung.

2.3 Kognitive Informationsverarbeitungsansätze

Klassische kognitionspsychologische Ansätze verstehen Denken im Allgemeinen als amodal, das heißt, unabhängig von der spezifischen „Hardware", die die Informationsverarbeitung durchführt. Nach dieser Auffassung repräsentieren Menschen die „äußere Welt" durch abstrakte Symbole, die in einem mentalen Raum manipuliert werden können. Diese symbolischen Prozesse könnten demnach ebenso gut in anderen Medien ablaufen, bspw. in einem Computer oder in einem körperlosen Gehirn. Gigerenzer und Goldstein (1996, 137) zitieren Herbert Simon (1979, 363), um diese Sichtweise zu verdeutlichen:

> *"The atoms of this mental chemistry are symbols, which are combinable into larger and more complex associational structures called lists and list structures. The fundamental 'reactions' of the mental chemistry employ elementary information processes that operate upon symbols and symbol structures: copying symbols, storing symbols, retrieving symbols, inputting and outputting symbols, and comparing symbols."*

In deutscher Übersetzung:

> *„Die Atome dieser mentalen Chemie sind Symbole, die zu größeren und komplexeren Assoziationsstrukturen, sogenannten Listen und Listenstrukturen, kombiniert werden können. Die grundlegenden ‚Reaktionen' der mentalen Chemie verwenden elementare Informationsprozesse, die mit Symbolen und Symbolstrukturen arbeiten: Kopieren von Symbolen, Speichern von Symbolen, Abrufen von Symbolen, Ein- und Ausgeben von Symbolen sowie Vergleichen von Symbolen."*

Diese Sichtweise legt nahe, dass der Kernprozess zur Veränderung kognitiver Inhalte und Abläufe in der Manipulation abstrakter Symbole liegt. Bezogen auf kognitiv-verhaltenstherapeutische Ansätze passt dies vor allem zur „kognitiven Umstrukturierung“, bei der irrationale oder dysfunktionale Denkmuster durch rationale und funktionale Gedanken ersetzt werden. In diesem theoretischen Rahmen haben körperliche Prozesse eine eher randständige Bedeutung. Der Körper wird hier als rein ausführende Instanz begriffen, die Befehle des amodalen symbolverarbeitenden Prozessors umsetzt. Interventionen, die auf den Körper abzielen – wie etwa Atemtechniken oder progressive Muskelentspannung – erscheinen in dieser amodalen Sichtweise von Informationsverarbeitung als weniger zentral.

2.4 Embodiment-Ansätze

Im Gegensatz zu der amodalen Sichtweise kognitiver Prozesse bezeichnet der Begriff „Embodiment“ die Annahme, dass Kognition immer „verkörpert“, das heißt, untrennbar mit Körperzuständen und sensorischen Erfahrungen verknüpft ist (Niedenthal 2007; Niedenthalet al. 2005, Nummenmaa et al. 2018). Dieser interdisziplinäre Forschungsbereich untersucht die wechselseitige Beeinflussung von körperlichen, kognitiven und emotionalen Prozessen und erstreckt sich über verschiedene Disziplinen, darunter die Psychologie (Barsalou 1999; Glenberg/Robertson 2000), Linguistik (Lakoff/Johnson 1999), Philosophie (Clark 1997; Fuchs/Schlimme 2009; Varela et al. 1991) sowie die Forschung im Bereich der künstlichen Intelligenz (Pfeifer/Bongard 2006). In diesem Kapitel konzentrieren wir uns insbesondere auf psychologische und linguistische Perspektiven und deren Bezug zur Verhaltenstherapie.

Die Embodiment-Theorie geht davon aus, dass das menschliche Denken durch den physischen Körper und dessen Interaktion mit der Umwelt geformt wird. Dies betrifft nicht nur sensorische und motorische Erfahrungen, sondern auch kognitive Prozesse, die mit abstrakten Konzepten in Verbindung stehen. Verkörperte Metaphern, wie zum Beispiel „eine Idee fassen“ oder „aus der täglichen Routine aussteigen“, verdeutlichen, wie eng Kognition und Körperlichkeit miteinander verknüpft sind (Lakoff/Johnson 1999; Schmitt/Heidenreich 2019).

Aus der Embodiment-Perspektive können Körperhaltungen, Bewegungen und sensorische Erfahrungen kognitive Veränderungen hervorrufen, die die Art und Weise beeinflussen, wie Menschen denken, Schlussfolgerungen ziehen oder Entscheidungen treffen. Forschungsergebnisse haben gezeigt, dass Veränderungen in der Körperhaltung und Bewegung nicht nur die Stimmung und Emotionen beeinflussen, sondern auch tiefgreifende Auswirkungen auf kognitive Prozesse wie Problemlösungsstrategien und Entscheidungsfindungen haben können (Niedenthal et al. 2005).

2.5 Embodiment in klinisch-psychologischen Theorien

Embodiment spielt in der Klinischen Psychologie, insbesondere im Kontext depressiver Störungen, eine zunehmend wichtige Rolle. Ein theoretischer Rahmen, der die Wichtigkeit des Körpers betont, ist der bereits in den 1990er Jahren entwickelte Interacting Cognitive Subsystems (ICS) Ansatz von Teasdale (1999) sowie Teasdale und Barnard (1993). Er betont die Interaktion zwischen sensorischen Inputs, wie bspw. propriozeptiven Informationen, und emotionalen Zuständen. Nach dem ICS-Modell ist die Verbindung kognitiver Informationen, also thematisch-semantischer Kontextinformationen einer Situation, mit sensorischen Signalen entscheidend für das emotionale Erleben. Kognitive Informationen allein – also das bloße Nachdenken über eine traurige Situation – reichen demnach nicht aus, um Traurigkeit oder Hoffnungslosigkeit auszulösen. Erst die Kombination solcher propositionalen Informationen mit sensorischen, z. B. körperlichen, Empfindungen wie einem „Zuschnüren der Kehle" oder einem „Druck auf der Brust" führt zu emotionalem Erleben.

Das ICS-Modell unterstützt außerdem die Idee, dass der reine Fokus auf kognitive Umstrukturierung in der Behandlung von Depressionen möglicherweise nicht ausreicht. Stattdessen kann die gezielte Veränderung körperlicher Empfindungen oder das Bewusstmachen dieser Empfindungen – etwa durch Achtsamkeitsübungen oder körperzentrierte Ansätze – eine wichtige Ergänzung zur kognitiven Therapie darstellen. So kann es therapeutisch hilfreich sein, Patient:innen dabei zu unterstützen, frühzeitig körperliche Anzeichen von Traurigkeit oder Hoffnungslosigkeit zu erkennen oder durch gezielte körperliche Interventionen diesen emotionalen Zustand zu modulieren.

2.6 Ausgewählte empirische Befunde

Zahlreiche Studien aus der Grundlagenforschung haben mittlerweile gezeigt, dass Veränderungen in der Körperhaltung oder Bewegungsmustern weitreichende Auswirkungen auf emotionale, behaviorale und physiologische Prozesse haben können, wie sie im Selbstbericht erfasst werden (Elkjær et al. 2022a, Körner et al. 2022). In diesem Abschnitt wollen wir eine Auswahl empirischer Untersuchungen vorstellen, die die Relevanz der Embodiment-Theorie verdeutlichen.

2.6.1 Depression, Körperhaltung und Gangmuster

Die Interaktion zwischen dem motorischen System und psychischen Prozessen rückte seit den 2000er Jahren zunehmend in das Interesse der Psychologie. Eine Vielzahl von Studien hat bspw. den Einfluss motorischer Manipulationen auf affektive Reaktionen untersucht. In diesen Studien wurden Haltungen (z. B. gebeugt, aufrecht oder Kontrollhaltung; Veenstra et al. 2017) oder Bewegungen (z. B. gebeugtes Gehen vs. Gehen mit abwechselndem Arm- und Beinschwingen; Peper/Lin 2012) experimentell induziert und die Auswirkungen auf Stimmungs- und Verhaltensreaktionen wurden gemessen. Obwohl die Replizierbarkeit der Ergebnisse kritisch diskutiert wurde (z. B. Simmons/Simonsohn 2017), zeigen jüngste Meta-Analysen, die den Publikationsbias kontrollieren und methodische Unterschiede zwischen den Studien untersuchen, dass die Effekte von Körpermanipulationen robust sind und motorische Darstellungen konsistent die Stimmung beeinflussen (Elkjær et al. 2022a; Körner et al. 2022).

Aufbauend auf diesen grundlegenden Forschungsergebnissen aus nicht-klinischen Populationen hat die klinische Forschung begonnen, die Rolle des motorischen Systems bei affektiven Prozessen zu untersuchen, die bei Depressionen eine Rolle spielen. Eine Metaanalyse von Elkjær et al. (2022b) aggregierte die Ergebnisse von 71 Studien und fand konsistente Unterschiede in motorischen Parametern zwischen gesunden Teilnehmenden und klinischen Gruppen (Depression und Angst) ($g = .26$). Insbesondere fanden sie Unterschiede in Gangparametern und generell abnormen Bewegungen (z. B. Schwanken, Haltung) bei Personen mit Depressionen. Darüber hinaus wurde untersucht, ob die Manipulation des motorischen Systems affektive Prozesse, die bei Depressionen eine Rolle spielen, kausal beeinflussen kann. Elkjær et al. (2022b) führten eine narrative Übersicht dieser experimentellen Studien durch und fanden heraus, dass vier von fünf Studien signifikante Effekte von Interventionen des motorischen Systems auf affektive Ergebnisse berichteten. Zum Beispiel randomisierten Michalak et al. (2018) depressive Personen in zwei Bedingungen mit unterschiedlichen Qi-Gong-Bewegungen. Qi-Gong, eine Komponente der traditionellen chinesischen Körper-Geist-Medizin, integriert Körperhaltungen, Bewegungen, Atemtechniken und Meditation. In einer Bedingung praktizierten depressive Patient:innen eine nach oben öffnende Qi-Gong-Sequenz, die der gebeugten, nach unten gerichteten Haltung entgegenwirkt, die oft bei Depressionen beobachtet wird (z. B. Michalak et al. 2009). In der zweiten Bedingung praktizierten die depressiven Patient:innen eine nach unten schließende Qi-Gong-Sequenz, die eher mit der gewohnheitsmäßigen Haltung übereinstimmt, die für depressive Personen charakteristisch ist. Während der

Bewegungssequenzen wurden den Teilnehmenden zehn positive und zehn negative Stichwörter präsentiert. Sie wurden gebeten, ein autobiografisches Ereignis zu erinnern, an das sie das Wort erinnerte. Sie sollten ein spezifisches Ereignis erinnern, das an einem bestimmten Ort und zu einer bestimmten Zeit stattfand und nicht länger als einen Tag dauerte. Am Ende des Experiments, während die Teilnehmenden noch die Qi-Gong-Bewegungen ausführten, wurde ein zufälliger Freierinnerungstest durchgeführt, um das Gedächtnis der Teilnehmenden für die im autobiografischen Gedächtnistest verwendeten Stichwörter zu bewerten. Die Ergebnisse zeigten, dass die Teilnehmenden, die die nach unten schließende Bewegung praktizierten, den typischen negativen Gedächtnisbias zeigten, indem sie mehr negative Wörter als positive erinnerten. Im Gegensatz dazu erinnerten diejenigen, die die nach oben öffnende Bewegung praktizierten, einen signifikant höheren Anteil an positiven Wörtern. Darüber hinaus produzierten die Teilnehmenden der nach oben öffnenden Gruppe mehr spezifische autobiografische Erinnerungen als die der nach unten schließenden Gruppe. Dies deutet darauf hin, dass Qi-Gong-Bewegungen nicht nur den negativen Gedächtnisbias beeinflussen – der bei Depressionen häufig beobachtet wird (Matt et al. 1992) – sondern auch die Spezifität des autobiografischen Gedächtnisses verbessern, eine Fähigkeit, die bei Depressionen oft beeinträchtigt ist (Williams et al. 2007).

Im Folgenden sollen einige Studien zum Gangmuster als mögliche Quelle von propriozeptivem Feedback bei depressiven Patient:innen vorgestellt werden. Michalak et al. (2009) konnten nachweisen, dass das Gangmuster von depressiven Patient:innen im Vergleich zu gesunden Personen charakteristische Merkmale aufweist: eine verlangsamte Gehgeschwindigkeit, reduzierte Armschwünge, geringere vertikale Bewegungen des Oberkörpers, ein stärkeres laterales Schwanken und eine zusammengesunkene Körperhaltung.

Aufbauend auf diesen Studien wurde in einem Experiment von Michalak et al. (2015) untersucht, wie sich eine Veränderung des Gangmusters auf die Stimmung auswirkt. Den Proband:innen wurde ein Biofeedbacksignal in Form eines Pfeils auf einem Monitor gezeigt, der ihr habituelles Gangmuster repräsentierte. Die Probanden sollten ihr Gehverhalten so anpassen, dass der Pfeil nach rechts wanderte. Für die eine Gruppe bedeutete dies, ein „fröhlicheres" Gangmuster anzunehmen, während die andere Gruppe ein „depressiveres" Gangmuster einnahm. Anschließend sollten die Proband:innen positive und negative Eigenschaftswörter dahingehend beurteilen, ob diese sie beschreiben, und erhielten nach weiteren acht Minuten auf dem Laufband einen überraschenden Gedächtnistest zu diesen Wörtern. Das Ergebnis zeigte: Proband:innen, die „fröhlicher" gelaufen waren, behielten mehr positive Wörter, während diejenigen, die „depressiver“ gelaufen waren, einen höheren Anteil an negativen Wörtern behielten. Es wurde eine hohe Korrelation zwischen der Gangveränderung und dem Memory Bias (der Tendenz, negatives Material zu behalten) festgestellt.

In einer weiteren Untersuchung von Michalak et al. (2011) wurde überprüft, ob ehemals depressive Patient:innen, die ein hohes Rückfallrisiko aufweisen, Gangmuster zeigen, die denen von aktuell depressiven oder traurigen Menschen ähneln. Die Ergebnisse deuten darauf hin, dass abweichende Gangmuster ein Trait-Marker für Depressionen sein könnten. Zwar waren die Unterschiede zwischen ehemals und nie depressiven Personen geringer als die Unterschiede zwischen akut depressiven und nie depressiven Personen, jedoch zeigte sich, dass ehemals depressive Patient:innen immer noch eine reduzierte Gehgeschwindigkeit und geringere vertikale Bewegungen des Oberkörpers aufwiesen. Außerdem konnte in dieser Studie gezeigt werden, dass sich bei ehemals depressiven Patient:innen, die mit Achtsamkeitsbasierter Kognitiver Verhaltenstherapie (Mindfulness-Based Cognitive Therapy; MBCT, Segal et al. 2002) behandelt wurden, das Gangmuster nach acht Wochen normalisierte.

2.6.2 Achtsames Atmen und Rumination

Weitere Evidenz für die Bedeutung körperlicher Prozesse in der Therapie von Depressionen kommt aus Untersuchungen zu achtsamkeitsbasierten Ansätzen. Burg und Michalak (2010) untersuchten in einer Studie die klinische Relevanz des „im-Kontakt-Bleibens“ mit dem eigenen Körper während des achtsamen Atmens. Sie betrachteten die Beziehung zwischen der achtsamen Wahrnehmung des Atems und depressionsrelevanten Variablen wie Grübeln (Rumination) und depressiven Symptomen.

Rumination stellt eine maladaptive Reaktion auf traurige Stimmung dar. Dabei beschäftigt sich die betroffene Person repetitiv und passiv mit den Ursachen, der Bedeutung und den Konsequenzen der eigenen negativen Stimmung, ohne jedoch zu einer Lösung zu gelangen. In vielen Untersuchungen wurde gezeigt, dass Grübeln depressive Zustände verstärkt und das Rückfallrisiko erhöhen kann (Buckman et al. 2018). Patient:innen, die sich in einem ruminativen Kreislauf befinden, erleben häufig eine Verschärfung ihrer Symptome, da sie wiederholt über ihre negativen Gefühle nachdenken, ohne aktive Bewältigungsstrategien zu entwickeln.

In den Studien von Burg und Michalak (2010; 2012; Burg et al. 2012) wurde gezeigt, dass Personen, die im Rahmen von Atemmeditation besser mit ihrer Atmung und damit mit ihrem Körper in Kontakt sind, weniger abschweifen, weniger zum Grübeln neigen, weniger depressiv sind, einen stabileren Selbstwert haben und eine höhere Herzratenvariabilität aufweisen. Letzteres ist ein Indikator für die physiologische Regulierungsfähigkeit des Körpers. Die Befunde deuten darauf hin, dass das Praktizieren von Achtsamkeitsübungen, bei denen bewusstes Atmen und die achtsame Wahrnehmung des eigenen Körpers praktiziert wird, eine wirksame Methode sein könnte, um Grübeln zu reduzieren. Indem die Patient:innen lernen, sich auf den Atem und die Empfindungen ihres Körpers zu konzentrieren, können sie die Tendenz unterbrechen, in repetitive Gedankenschleifen zu verfallen. Dies ist von großer Bedeutung für die klinische Praxis, da die Integration von achtsamkeitsbasierten Interventionen in die Verhaltenstherapie nachweislich dazu beitragen kann, Rückfälle zu verhindern und die langfristige Stabilität von Patient:innen zu fördern (Segal et al. 2015).

Zusammenfassend unterstützen diese Befunde aus der Grundlagenforschung die Annahme, dass körperliche Prozesse eine bedeutsame Rolle beim Beginn und der Aufrechterhaltung von Depressionen spielen könnten, was für die therapeutische Praxis bedeutsam ist. Verhaltenstherapeutische Ansätze, die verstärkt den Körper als Teil der Behandlung einbeziehen, könnten hier von besonderem Nutzen sein. Die Arbeit an Körperhaltung und Bewegung sowie die Förderung von achtsamer Körperbewusstheit kann helfen, depressive Symptome zu lindern und kognitive Prozesse zu beeinflussen, indem sie das Zusammenspiel von Körper und Geist gezielt nutzen.

2.7 Anwendung und Nutzen des Embodiment-Konzepts in der Praxis

Ein praxisnahes Beispiel für Embodiment in der Therapie ist die achtsamkeitsbasierte kognitive Verhaltenstherapie (MBCT), bei der ein wesentlicher Fokus auf die Achtsamkeit von Körperempfindungen und der direkten Erfahrung des Körpers liegt (Segal et al. 2015). Die Verbindung von kognitiven Prozessen mit der Wahrnehmung des Körpers ermöglicht es den Patient:innen, eine intensivere und verkörperte Selbstwahrnehmung zu entwickeln.

Die Integration von Embodiment-Ansätzen in die Verhaltenstherapie bietet viele Vorteile. Patient:innen entwickeln eine tiefere Verbindung zu ihrem Körper und lernen, frühe Anzeichen emotionaler Veränderungen zu erkennen. Dadurch können sie dysfunktionale Gedankenmuster durchbrechen, bevor sie sich manifestieren.

Gründe für den Einbezug des Körpers in die (achtsamkeitsbasierte) Psychotherapie

- Der Körper als Anker der Achtsamkeit: Die körperliche Wahrnehmung, wie bei der Atemmeditation, dient als fester Bezugspunkt und hilft Patient:innen, zu erkennen, wann ihre Aufmerksamkeit von der gegenwärtigen Erfahrung abwandert und sich in Gedanken über die Vergangenheit oder Zukunft verliert. Dies erleichtert es, die Achtsamkeit auf den gegenwärtigen Moment zu lenken.
- Die Achtsamkeit auf den Körper kann einen Wechsel des mentalen Modus bewirken: weg von einem analytischen sprachbasierten Modus (Nachdenken über sich und die Welt) hin zu einem erfahrungsbezogenen Modus (sich in der lebendigen und ständig verändernden Gegenwart (auch) körperlich spüren und aus dem verkörperten Erleben heraus handeln).
- Das Körperempfinden als „Seismograph" des emotionalen Zustands: Körperliche Zustände spielen eine zentrale Rolle in emotionalen Prozessen. Der bewusste Kontakt mit dem Körper ermöglicht es den Patient:innen, ihre Emotionen genauer zu spüren und emotionale Veränderungen früher zu erkennen. Dies ist besonders hilfreich, um dysfunktionale emotionale Prozesse (z.B. Aufschaukeln von negativer Stimmung und Grübeln), wie sie bei depressiven Rückfällen auftreten, frühzeitig wahrzunehmen und zu unterbrechen.
- Körperachtsamkeit als Gegenmittel für emotionale Vermeidung: Menschen neigen dazu, unangenehme Emotionen zu vermeiden. Bei Menschen mit psychischen Störungen kann das die Eskalation von negativen Zuständen fördern. Achtsamkeitsbasierte Übungen ermöglichen es Patient:innen, in Kontakt mit ihren Emotionen zu treten, ohne sie zu verdrängen. Statt über negative Gefühle oder auslösende Situationen zu grübeln, lernen sie, ihre körperliche Manifestation der Gefühle zu beobachten und mit Mitgefühl anzunehmen (Segal et al. 2002).
- Der Körper als Ort für Selbst-Mitgefühl: Achtsamkeitsübungen fördern nicht nur die Offenheit für gegenwärtige Erfahrungen, sondern auch Mitgefühl für sich selbst. Dieses Mitgefühl kann durch den körperliche Fokus von Achtsamkeitsübungen eine verkörperte Dimension erhalten und nicht nur abstrakt bleiben. Mitgefühl kann hier direkt aus der körperlichen Erfahrung „verstanden werden", etwa durch Übungen wie Atemmeditation oder den Body-Scan, die ein mitfühlendes körperliches Öffnen auch gegenüber schwierigen Erfahrungen fördern möchten.
- Kontakt mit den Bedürfnissen und Grenzen des Körpers: In einem hektischen Alltag verlieren viele Menschen den Kontakt zu ihren körperlichen

Bedürfnissen, wie Hunger, Durst oder Erschöpfung. Achtsamer Kontakt mit dem Körper ermöglicht es den Patient:innen, ihre Bedürfnisse zu erkennen und bewusst darauf zu reagieren, anstatt im gewohnten „Automatik-Modus" zu bleiben.

- Der Körper als Quelle positiver Erfahrungen: Der Körper kann nicht nur als Ort der Konfrontation mit negativen Emotionen gesehen werden, sondern auch als Quelle positiver Erfahrungen. Achtsamkeitsübungen können zu einem tiefen Gefühl von Ruhe und Wohlbefinden führen, das im Alltag eine wertvolle Ressource darstellen kann.

Therapeut:innen können Embodiment-basierte Ansätze nicht nur für ihre Patient:innen einsetzen, sondern auch für sich selbst. Eine achtsame Wahrnehmung des eigenen Körpers hilft ihnen, ihren eigenen Zustand zu erkennen und auf ihre Selbstfürsorge zu achten. Gleichzeitig ermöglicht das achtsame Körpererleben, unbewusste körperliche Reaktionen auf Themen der Patient:innen wahrzunehmen („Bei bestimmten Themen spüre ich eine Anspannung im Magen"). Dies kann als Marker dienen, um wichtige emotionale „Hot-Spots" zu identifizieren und weiter zu explorieren.

2.8 Dos & Don'ts

2.8.1 Dos

1. **Einbeziehen körperzentrierter Techniken:** Nutze Körperwahrnehmungsübungen, Atemtechniken und progressive Muskelentspannung, um emotionale Zustände wahrzunehmen, zu regulieren und die Selbstwahrnehmung der Patient:innen zu fördern.
2. **Frühe Anzeichen emotionaler Veränderungen erkennen:** Hilf den Patient:innen, durch achtsame Wahrnehmung ihres Körpers frühzeitig emotionale Veränderungen wie Angst oder Depression zu erkennen und darauf zu reagieren.
3. **Personalisierte Embodiment-Interventionen entwickeln:** Die Embodiment-Techniken sollten individuell an die Bedürfnisse der Patient:innen angepasst werden, um gezielt auf ihre spezifischen körperlichen und emotionalen Symptome einzugehen.
4. **Embodiment als Ergänzung zur kognitiven Umstrukturierung nutzen:** Körperorientierte Interventionen als unterstützende Maßnahmen zur kognitiven Umstrukturierung sollten eingesetzt werden, um emotionale und kognitive Veränderungen zu verstärken.

5 **Therapeut:innen-Selbstreflexion fördern:** Die achtsame Wahrnehmung eigener physiologischer Zustände und Veränderungen, sollten von Therapeut:innen genutzt werden, um das eigene innere Erleben während der Sitzung zu erkennen und auf den therapeutischen Prozess zu reagieren.

2.8.2 Don'ts

1 **Den Körper als reine „Reaktionseinheit" betrachten:** Anerkennung des Körpers als aktiver Mitgestalter kognitiver und emotionaler Prozesse.
2 **Techniken zu schnell oder unvorbereitet anwenden:** Körperzentrierte Techniken sollten nur mit entsprechender Schulung sowie Verständnis der möglichen Reaktionen der Patient:innen angewendet werden.
3 **Achtsamkeitsübungen ohne emotionales Verständnis einsetzen:** Eine „mechanische" Durchführung von Achtsamkeitsübungen ist zu vermeiden. Die emotionale Resonanz und körperliche Wahrnehmung der Patient:innen ist bedeutsam, um emotionale Vermeidung zu überwinden.
4 **Körperliche Signale ignorieren:** Die Körperhaltung sowie Bewegungsmuster von Patient:innen können bedeutsame Hinweise auf emotionale Zustände geben und sollten im therapeutischen Prozess beachtet werden.
5 **Nur auf kognitive Umstrukturierung fokussieren:** Die Therapie sollte nicht ausschließlich auf kognitive Prozesse beschränkt werden. Embodiment-Techniken bieten eine wertvolle Erweiterung, um emotionale und körperliche Aspekte einzubeziehen.

2.9 Diskussion und Ausblick

Die Integration von Embodiment in die Verhaltenstherapie markiert einen signifikanten Wandel in der Art und Weise, wie psychotherapeutische Interventionen gestaltet und durchgeführt werden. Während traditionelle Verhaltenstherapien stark auf kognitive Umstrukturierung und Verhaltensmodifikation fokussiert waren, öffnet der Einbezug von Embodiment-Techniken neue Perspektiven, indem er den Körper als zentralen Vermittler von emotionalen und kognitiven Prozessen anerkennt.

Erweiterung der therapeutischen Möglichkeiten: Durch die zunehmende Akzeptanz körperorientierter Ansätze in der Verhaltenstherapie entsteht eine umfassendere Sicht auf psychische Störungen. Der Körper wird nicht länger als bloße „Empfängerstation" für mentale und emotionale Prozesse gesehen, sondern als aktiver Mitgestalter des inneren Erlebens. Dies erweitert das Spektrum therapeutischer Möglichkeiten. So können körperbezogene Übungen, etwa die bewusste Veränderung von Körperhaltungen, Bewegungsmuster oder der Atmung, in die Therapie integriert werden, um emotionale und kognitive Veränderungen zu unterstützen. Viele Studien zum Zusammenhang von Körperhaltung und Bewegungsmuster mit psychischen Prozessen unterstreichen, dass körperliche Veränderungen direkte Auswirkungen auf emotionale Zustände haben können.

Fokussierung auf Selbstregulation: Embodiment-Ansätze in der Therapie betonen die Bedeutung der Selbstregulation, insbesondere im Umgang mit stressreichen oder emotional belastenden Situationen. Achtsamkeitsbasierte Verfahren wie MBCT (Segal et al. 2002) fördern das Bewusstsein für körperliche Empfindungen und bieten den Patient:innen die Möglichkeit, sich ihrer emotionalen Zustände auf einer verkörperten Weise bewusster zu werden und frühzeitig Gegenmaßnahmen zu ergreifen. Dies kann dazu beitragen, dysfunktionale Prozesse zu unterbrechen und Rückfällen, insbesondere bei Depressionen, vorzubeugen. Körperwahrnehmung fungiert hierbei als Frühwarnsystem, das emotionale Veränderungen anzeigt, bevor sie zu psychischen Symptomen führen.

Interdisziplinäre Relevanz: Ein wichtiger Aspekt der Embodiment-Forschung ist ihre interdisziplinäre Natur. Diese verknüpft nicht nur psychologische, sondern auch philosophische, neurologische und physiologische Theorien. So gibt es starke Überschneidungen mit der Embodied Cognition in der Kognitionswissenschaft, die postuliert, dass Kognition nicht losgelöst vom körperlichen Erleben verstanden werden kann (Niedenthal et al. 2005). Diese interdisziplinäre Perspektive bereichert die Verhaltenstherapie, stellt aber auch eine Herausforderung dar, da sich die Frage stellt, wie solche komplexen Theorien in den klinischen Alltag integriert werden können.

Integration in bestehende Therapieansätze: Ein vielversprechender Weg für die Weiterentwicklung der Embodiment-basierten Therapien könnte die stärkere Integration in bestehende verhaltenstherapeutische Protokolle sein. Besonders in der Behandlung von Angststörungen, Depressionen und somatoformen Störungen bieten sich vielfältige Einsatzmöglichkeiten für die Kombination kognitiver, verhaltensorientierter und körperzentrierter Techniken. Ein strukturiertes Vorgehen, das die Fortschritte der Patient:innen sowohl auf kognitiver als auch auf körperlicher Ebene dokumentiert, könnte dabei helfen, die Effekte besser zu erfassen und die Interventionsstrategien zu optimieren.

Erste Untersuchungen stützen die Annahme, dass sich körperorientierte Interventionen mit Verhaltenstherapie sinnvoll kombinieren lassen. Beispielsweise wurden in einer kurzen experimentellen Studie erste Hinweise darauf gefunden, das durch Veränderungen der Körperhaltung die Resultate kognitiver Umstrukturierung verbessert werden konnten (O'Toole/Michalak 2024). In einer Pilotstudie wurden die Effekte des achtwöchigen online Programms Body, Breath & Mind (BBM), das unterschiedliche Qi-Gong-Übungen mit wertebasierter Verhaltensaktivierung kombiniert, untersucht (Michalak et al. 2024). In BBM werden Qi-Gong-Übungen mit Bewegungen, atmungsorienterten Qi-Gong-Übungen und Qi-Gong-Übungen mit Imagination verwendet. Die Auswahl der Übungen orientierte sich an den Befunden der Embodimentforschung zur Depression und an Prinzipien der Traditionellen Chinesischen Medizin. Die Grundidee war, dass das Erleben von Vitalität, deren Mangel ein Kernphänomen von Depressionen ist, durch gesunde Bewegung, gesunde Atmung und durch werteorientiertes Verhalten im Alltag gesteigert werden kann. In der unkontrollierten Pilotstudie mit 110 Teilnehmenden zeigten sich signifikante Reduktionen der Depressionssymptomatik mit hohen Effektstärken und insgesamt gute Zufriedenheitswerte der Teilnehmenden.

Personalisierte Embodiment-Therapieansätze: Ein wichtiger Bereich für zukünftige Entwicklungen liegt in der Personalisierung von Embodiment-basierten Interventionen. Jeder Mensch weist individuelle körperliche Reaktionen und Muster auf, die durch die Therapie gezielt adressiert werden könnten. Ein personalisierter Ansatz könnte darauf abzielen, die spezifischen körperlichen Anzeichen und Symptome einer psychischen Störung bei Patient:innen zu identifizieren und durch maßgeschneiderte Embodiment-Übungen zu adressieren.

Training und Supervision: Schließlich ist es wichtig, dass Therapeut:innen, die Embodiment-Ansätze in ihrer Praxis anwenden möchten, entsprechende Schulungen und Supervisionen erhalten. Das Erlernen und Einsetzen von körperzentrierten Techniken erfordert spezifische Kenntnisse und Fähigkeiten, um die Effizienz der Behandlung zu gewährleisten und mögliche unerwünschte Nebenwirkungen zu vermeiden. Langfristig sollte die Ausbildung in Embodiment-Verfahren in verhaltenstherapeutische Curricula integriert werden, um den Therapeuten eine umfassendere Auswahl an Techniken zur Verfügung zu stellen.

Fazit: Die Zukunft der Verhaltenstherapie könnte in einer noch stärkeren Integration von Embodiment-Konzepten liegen. Indem der Körper als aktiver

Bestandteil von Kognition und Emotion in den therapeutischen Prozess eingebunden wird, könnten sich neue Wege für eine umfassende und effektivere Behandlung psychischer Störungen eröffnen.

2.10 Literatur

Barsalou, L. W. (1999): Perceptual Symbol Systems. Behavioral and Brain Sciences 22, 577 – 660

Blackwell, S. E., Heidenreich, T. (2021): Cognitive Behavior Therapy at the Crossroads. International Journal of Cognitive Therapy 14(1), 1 – 22 https://doi.org/10.1007/s41811-021-00104-y

Buckman, J. E. J., Underwood, A., Clarke, K., Saunders, R., Hollon, S. D., Fearon, P., Pilling, S. (2018): Risk Factors for Relapse and Recurrence of Depression in Adults and How They Operate: A Four-Phase Systematic Review and Meta-Synthesis. Clinical Psychology Review, 64, 13 – 38

Burg, J. M., Michalak, J. (2010): The Healthy Quality of Mindful Breathing: Associations with Rumination and Depression. Cognitive Therapy and Research 34 (5), 555 – 563, https://doi.org/10.1007/s10608-010-9343-x

Burg, J. M., Michalak, J. (2012): Achtsamkeit, Selbstwert und Selbstwertstabilität. Zeitschrift für Klinische Psychologie und Psychotherapie 41 (1), 1 – 8

Burg, J. M., Wolf, O. T., Michalak, J. (2012): Mindfulness as Self-Regulated Attention: Associations with Heart Rate Variability. Swiss Journal of Psychology 71, 135 – 139

Clark, A. (1997): Being There: Putting Brain, Body, and the World Together Again. MIT Press, Cambridge, MA

Elkjær, E., Mikkelsen, M. B., Michalak, J., Mennin, D. S., O'Toole, M. S. (2022a): Expansive and Contractive Postures and Movement: A Systematic Review and Meta-Analysis of the Effect of Motor Displays on Affective and Behavioral Responses. Perspectives on Psychological Science 17 (1), 169 – 182, https://doi.org/10.1177/1745691620919358

Elkjær, E., Mikkelsen, M. B., Michalak, J., Mennin, D. S., O'Toole, M. S. (2022b). Motor Alterations in Depression and Anxiety Disorders: A Systematic Review and Meta-Analysis. Journal of Affective Disorders 317, 373 – 387, https://doi.org/10.1016/j.jad.2022.08.060

Fuchs, T., Schlimme, J. E. (2009): Embodiment and Psychopathology: A Phenomenological Perspective. Current Opinion in Psychiatry 22, 570 – 575

Gigerenzer, G., Goldstein, D. G. (1996): Mind as Computer: Birth of a Metaphor. Creativity Research Journal 9, 131 – 144

Glenberg, A. M., Robertson, D. A. (2000): Symbol Grounding and Meaning: A Comparison of High-Dimensional and Embodied Theories of Meaning. Journal of Memory and Language 43, 379 – 401

Kanfer, F. H., Saslow, G. (1965): Behavioral Analysis: An Alternative to Diagnostic Classification. Archives of General Psychiatry 12(6), 529 – 538, https://doi.org/10.1001/archpsyc.1965.01720360001001

Körner, R., Röseler, L., Schütz, A., Bushman, B. J. (2022): Dominance and Prestige: Meta-Analytic Review of Experimentally Induced Body Position Effects on Behavioral, Self-Report, and Physiological Dependent Variables. Psychological Bulletin 148 (1 – 2), 67 – 85, https://doi.org/10.1037/bul0000356

Lakoff, G., Johnson, M. (1999): Philosophy in the Flesh: The Embodied Mind and Its Challenge to Western Thought. Basic Books, New York, NY

Matt, G. E., Vázquez, C., Campbell, W. K. (1992): Mood-congruent Recall of Affectively Toned Stimuli: A Meta-analytic Review. Clinical Psychology Review, 12(2), 227–255

Michalak, J., Chatinyan, A., Chourib, H., Teismann, T. (2018): The Impact of Upward versus Downward Movement Patterns on Memory Characteristics of Depressed Individuals. Psychopathology 51 (5), 326–334, https://doi.org/10.1159/000492788

Michalak, J., Hölz, A., Teismann, T. (2011): Rumination as a Predictor of Relapse in Mindfulness-Based Cognitive Therapy for Depression. Psychology and Psychotherapy 84 (2), 230–236, https://doi.org/10.1348/147608310X520166

Michalak, J., Puntke, T., Trimpop, L., Bohn, A., Schell, E., Reichert, H., Senker, K., Heidenreich, T. (2024): Body, Breath, and Mind: Feasibility of an Internet Intervention for Depressive Symptoms Combining Qi Gong and Behavioral Activation. Cognitive Therapy and Research 48, 254–265, https://doi:10.1007/s10608-023-10441-1

Michalak, J., Rohde, K., Troje, N. F. (2015): How We Walk Affects What We Remember: Gait Modifications Through Biofeedback Change Negative Affective Memory Bias. Journal of Behavior Therapy and Experimental Psychiatry 46, 121–125, https://doi.org/10.1016/j.jbtep.2014.09.004

Michalak, J., Troje, N. F., Fischer, J., Vollmar, P., Heidenreich, T., Schulte, D. (2009): Embodiment of Sadness and Depression – Gait Patterns Associated with Dysphoric Mood. Psychosomatic Medicine 71 (5), 580–587, doi.org/10.1097/PSY.0b013e3181a2515c

Niedenthal, P. M. (2007): Embodying Emotion. Science 316, 1002–1005

Niedenthal, P. M., Barsalou, L. W., Winkielman, P., Krauth-Gruber, S., Ric, F. (2005): Embodiment in Attitudes, Social Perception, and Emotion. Personality and Social Psychology Review 9, 184–211

Nummenmaa, L., Hari, R., Hietanen, J. K., Glerean, E. (2018): Maps of Subjective Feelings. Proceedings of the National Academy of Sciences 115 (37), 9198–9203, doi:10.1073/pnas.1807390115

O'Toole, M. S., Michalak, J. (2024): Embodied Cognitive Restructuring: The Impact of Posture and Movement on Changing Dysfunctional Attitudes. Journal of Behavior Therapy and Experimental Psychiatry 84, 101955, doi:10.1016/j.jbtep.2024.101955

Peper, E., Lin, I.-M. (2012): Increase or Decrese Depression: How Body Postures Influence Your Energy Level. Biofeedback 40, 125–130, doi:10.5298/1081-5937-40.3.01

Pfeifer, R., Bongard, J. C. (2006): How the Body Shapes the Way We Think: A New View of Intelligence. MIT Press, Cambridge, MA

Price, T. F., Peterson, C. K., Harmon-Jones, E. (2012): The Emotive Neuroscience of Embodiment. Motivation and Emotion 36 (1), 27–37

Schmitt, R., Heidenreich, T. (2019): Metaphern in Psychotherapie und Beratung. Eine metaphernreflexive Perspektive. Beltz, Weinheim

Segal, Z. V., Williams, J. M. G., Teasdale, J. D. (2002): Mindfulness-Based Cognitive Therapy for Depression. 2nd ed. Guilford Press, New York, NY

Segal, Z. V., Williams, J. M. G., Teasdale, J. D. (2015): Die Achtsamkeitsbasierte Kognitive Therapie der Depression: Ein neuer Ansatz zur Rückfallprävention. 2. Aufl. DGVT-Verlag, Tübingen

Simmons, J. P., Simonsohn, U. (2017): Power Posing: P-Curving the Evidence. Psychological Science 28 (5), 687–693, https://doi.org/10.1177/0956797616658563

Simon, H. A. (1979): Information Processing Models of Cognition. Annual Review of Psychology 30, 363–396

Teasdale, J. D. (1999): Emotional Processing, Three Modes of Mind and the Prevention of Relapse in Depression. Behaviour Research and Therapy 37, 53–77

Teasdale, J. D., Barnard, P. J. (1993): Affect, Cognition and Change: Remodelling Depressive Thought. Lawrence Erlbaum Associates, Hove

Varela, F., Thompson, E., Rosch, E., Kabat-Zinn, J. (2016): The Embodied Mind: Cognitive Science and Human Experience. 10.7551/mitpress/9780262529365.001.0001

Veenstra, L., Schneider, I. K., Koole, S. L. (2017): Embodied Mood Regulation: the Impact of Body Posture on Mood Recovery, Negative Thoughts, and Mood-Congruent Recall. Cognition & Emotion 31 (7), 1361 – 1376, https://doi.org/10.1080/02699931.2016.1225003

Williams, J. M., Barnhofer, T., Crane, C., Herman, D., Raes, F., Watkins, E., Dalgleish, T. (2007): Autobiographical Memory Specificity and Emotional Disorder. Psychol Bull. 133(1):122 – 148

Wolpe, J. (1958): Psychotherapy by Reciprocal Inhibition. Stanford University Press

3 Personzentrierte Körperpsychotherapie

von Ernst Kern

3.1 Einleitung

Als ich meine erste Arbeitsstelle in einer Psychosomatischen Reha-Klinik antrat, beinhaltete das Konzept in dieser Klinik neben den obligatorischen Einzeltherapien und üblichen indikativen Gruppen auch eine ganze Reihe von Körper(psycho)therapien. Unter anderem gab es dabei Bioenergetik, Konzentrative Bewegungstherapie, Tanztherapie, Atemtherapie. In den „verbalen" Einzeltherapien berichteten die Patient:innen dann immer ganz bewegt und berührt von den intensiven und oft für sie wichtigen Erfahrungen, die sie dort in diesen Gruppenangeboten gemacht hatten. Als Bezugstherapeut versuchte ich, sie in den Therapieprozess zu integrieren. Das kam mir schon damals wie eine ungünstige Fortsetzung der Spaltung zwischen Körper und Sprechen bzw. Denken vor. Ich begann mich dafür zu interessieren, wie die oft ja sehr intensiven und wirksamen Aspekte der „Erlebnistherapien" mehr mit dem allgemeinen therapeutischen Handeln verbunden werden könnten.

Gegen diese Abspaltung des Körpers ist der Rückbezug auf ganzheitliche Sichtweisen auf den Menschen und sein Erleben sinnvoll, eine Grundlage der humanistischen Therapieansätze (Kriz 2022). Aus dieser ganzheitlichen Perspektive müsste man eigentlich eher Gründe finden, warum der Körper aus der Therapie ausgeschlossen werden sollte. Von mehreren Autoren (Geuter 2015, Thielen 2014) werden auch die historischen Wurzeln der Körperpsychotherapie in der Humanistischen Therapie verortet. Zuletzt wurde versucht, eine ganzheitliche Perspektive im Konzept des Embodiment (Storch et al. 2006) aufzunehmen.

3.1.1 Wahrnehmung, Erfahrung und Erleben sind immer körperlich fundiert

Das menschliche Erleben ist zentral für den Gegenstandsbereich der humanistischen Psychologie. Die Wahrnehmung bestimmt die Welt einer Person und damit ihre Erfahrung. Wahrnehmen und Erleben sind die Basis aller weiteren Erfahrung und auch deren unverzichtbares Bezugskriterium.

Der für die Grundlegung von Körperpsychotherapie wesentliche Punkt besteht darin, dass Erfahrung immer körperlich fundiert ist. Das Körpererleben ist die Basis des Selbsterlebens, die Erfahrung des Selbst beruht auf dem Erleben eines verkörperten Selbst. Nur in unserem Körper erleben wir uns selbst und die Welt. Erst im Spüren und durch den Bezug auf unsere Mitwelt und Umwelt konstituiert sich Subjektivität.

Zusammen mit Geuter (2015) wird in Bezug auf das Körpererleben daher der zentrale Ausgangspunkt von Körperpsychotherapie gesehen. Im genauen Aufspüren, genauer Wahrnehmen und Vergewissern von Körperempfindungen besteht eine grundlegende und spezifische Vorgehensweise in der Körperpsychotherapie.

3.1.2 Das Körpererleben als Grundlage der Wahrnehmung von Affekten und Emotionen

Der Neurobiologe Damasio betont die Entstehung des Selbst aus seinen biologisch-körperlichen Wurzeln (Damasio 2000). Als Gegenposition zur mechanistischen Reiz-Reaktions-Theorie wird dabei eine Sichtweise vertreten, bei der Fühlen und Denken im Körper sowie in der Umwelt „eingebettet“ sind (Storch et al. 2006, 15). Die Psyche kann nur funktionieren, indem sie in Bezug zum gesamten Körper steht, der wiederum die Interaktion mit der äußeren Welt sicherstellt.

Damasio (2000; 2005) spricht von der Untrennbarkeit von Geist und Körper. Beide interagieren intensiv, sie sind parallele und gleichzeitig wechselseitig miteinander verknüpfte Prozesse. Ohne die Einbettung des Denkens in das Fühlen, das wiederum auf dem Körper basiert, der in eine Umwelt eingebettet ist, gäbe es kein Bewusstsein und keine Intelligenz. In diesem Sinne ist der Körper gegenüber dem Bewusstsein das grundlegendere Phänomen. Geist und Bewusstsein bilden sich, weil es einen Körper gibt, der gleichzeitig den Kontakt mit der Mitwelt und Umwelt darstellt. Dieses Konzept bildet die Grundlage der weiteren Überlegungen.

Damasio (2011) sieht den Beginn der psychischen Entwicklung in der Bildung eines Proto-Selbst, das auf rein biologischer Ebene den körperlichen Zustand ständig abbildet. Es stellt den fortlaufenden und unbewussten Informationsfluss über alle Körperprozesse dar. Aus dem Protoselbst entsteht das gefühlte Kern-Selbst, das ebenfalls noch vorsprachlich die Reaktionen des Körpers auf Reize repräsentiert. Das neurologische Kern-Selbst sieht Damasio als bereits ab der Geburt vorhanden, es stellt so etwas wie das früheste innere Körperbild dar, das sich noch vor der Ausreifung der Sinnesorgane zu bilden beginnt. Proto-Selbst und gefühltes Kern-Selbst bilden zusammen ein *Körper-Selbst*:

> *„Vereinfacht lassen sich Protoselbst und Kernselbst in dem Begriff „Körper-Selbst" zusammenfassen. Dieses Körperselbst bildet die Grundlage für die weitere Konstruktion des „Ichs". Es ist bereits bewusstseinsfähig und bildet die unterste Ebene für die Verankerung selbst gemachter Erfahrungen und dient als inneres Referenzsystem für die Bewertung von eigenen Erfahrungen." (Hüther 2005, 20)*

Alle späteren Vorstellungen des Selbst basieren auf diesem frühen neuronalen Körper-Selbst:

> *„Der Körper ist das Fundament des bewussten Geistes. [...] stellt man sich den Körper am besten als Felsen vor, auf den das Proto-Selbst gebaut ist, und das Proto-Selbst ist seinerseits der Dreh- und Angelpunkt, um den sich der bewusste Geist dreht." (Damasio 2011, 32f).*

Damasio betont die große Bedeutung von Emotionen und Gefühlen für die Selbstregulation des Organismus. Emotionen und Gefühle stellen die Schnittstelle zwischen Körper und Bewusstsein dar, was ihnen eben diese zentrale Bedeutung für die Selbststeuerung und damit auch für die Psychotherapie gibt. Gefühle informieren die Psyche, sie weisen auf besondere Ereignisse hin, sie können auch den laufenden Bewusstseinsstrom unterbrechen. Emotionen sind direkt und schnell, durch die evaluative Gefühls-Komponente gewinnt das System zunehmend Flexibilität. Gefühle „übersetzen" (Lux 2007, 86) den biologischen Zustand einer bestimmten Situation.

Gefühle sind also zentral für die Selbststeuerung, ihre Basis liegt in Körperprozessen und sie können über die Körperwahrnehmung erschlossen werden. „Die Fähigkeit, mittels Emotionen die Welt mitzubekommen, ist daher an das körperliche Spüren gebunden" (Damasio 2000, 335). „Somatische Marker" kartographieren frühere emotionale Erfahrungen (Damasio 2000), sie sind unser emotionales Gedächtnis und bilden die Grundlage für rasche Entscheidungen. In der Körperwahrnehmung können solche somatischen Marker identifiziert werden und in den therapeutischen Prozess mit einbezogen werden.

3.2 Grundannahmen der Personzentrierten Körperpsychotherapie

Die Humanistische Therapie hat ihre philosophischen Wurzeln in der Phänomenologie, Anthropologie und Existenzphilosophie. Wie schon dargestellt wurde, stellt sie das Erleben und die Erfahrung der Person in den Mittelpunkt, und geht von der Annahme aus, dass alles Erleben im Körper „eingebettet" ist, dass der erlebende und erlebte Körper die zentrale Verbindung der Person zu ihren eigenen Impulsen und Bedürfnissen darstellt.

Als *wichtige Grundannahmen einer Personzentrierten Körperpsychotherapie* lassen sich damit bestimmen (Kern 2023):

- Das Erleben der Person steht im Mittelpunkt
- Der Körper ist die Basis des Selbsterlebens und der Identität
- Der von Innen gespürte Körper wird als grundsätzlicher Orientierungspunkt verstanden
- Der erlebte Körper begegnet uns immer in einer konkreten Situation, d.h. das körperliche Erleben steht immer in Bezug zu einem Auslöser (der Körper „ist die Situation", Gendlin 1998).
- Die dem Menschen grundsätzlich zugeschriebene Selbstorganisationskraft bedeutet, dass auf der Körperebene eine eigene Entwicklungslogik („Fortsetzungsordnung", Gendlin 1998) angenommen werden kann

3.3 Die personzentrierten Grundhaltungen in der körperpsychotherapeutischen Arbeit

Die humanistischen Therapien definieren sich in erster Linie über eine bestimmte *therapeutische Haltung*, aus der sich dann Vorgehensweisen und Techniken ableiten (Höger 2006). Diese Haltung versucht, ein bestimmtes Beziehungsangebot umzusetzen, wie eine idealtypisch gedachte gute Elternbeziehung, die für die Klient:innen eine förderliche Entwicklungsumgebung darstellt: Sich in die Bedürfnisse der anderen Person einzufühlen, zu versuchen, ihre Sichtweise zu verstehen und erstmal als sinnhaft zu akzeptieren, sowie ein spürbares präsentes und authentisches Gegenüber zu sein.

D.h. für die Praxis Personzentrierter Körperpsychotherapie stellt sich die Frage, wie körperorientierte Empathie, Akzeptanz und Kongruenz/Präsenz aussehen würde.

3.3.1 Körperbasierte Empathie

Eine den Körper einbeziehende Empathie betrachtet die Innenwelt der Klientin auch aus der körperlichen Einbettung allen Erlebens heraus. Dadurch werden auch vorsprachliche, affektive und implizite Ebenen mit in das ganzheitliche einfühlende Verstehen einbezogen. Die Therapeutin achtet auf körpernahe Sprache und Ausdrücke und verbalisiert körperliche Phänomene. Sie achtet dabei auf Prozesse und Veränderungen, auf Rhythmen, Übergänge, Verbindungen und Unterbrechungen, Ladung, Lebendigkeit, Unlebendigkeit, Muskeltonus, Bewegungsimpulse etc. Dabei geht es immer in erster Linie um ein Verstehen, nicht um ein Deuten oder Erklären. Oft kann man auf diese Weise einen Eindruck hinsichtlich des frühen, vorsprachlichen Erlebens der Person bekommen (Stern 1992).

Für das körperliche Einfühlen kann es für die Therapeutin auch hilfreich sein, mal für einen Moment einige Atemzüge in Tiefe und Rhythmus der Klientin mitzuatmen, eine Bewegung zu spiegeln, oder eine Körperhaltung selbst einzunehmen.

3.3.2 Körperbasierte bedingungsfreie Anerkennung

Die eigenen Empfindungen akzeptierend wahrzunehmen, wird von verschiedenen Autoren als therapeutisch zentral angesehen:

- Gendlin (1999) beschreibt die innere Achtsamkeit als eine nicht-bewertende, akzeptierende Haltung allem gegenüber, was die Person in sich findet.
- Downing (1996; 2003) nennt für die Untersuchung der eigenen körperlichen „Mikropraktiken" als wesentliche Fähigkeit, einem körperlichen Zustand zu erlauben, da zu sein, ihn zu betrachten und seinen Nuancen zu folgen.
- Greenberg (2006) sieht in der Bezugnahme auf die primären adaptiven Gefühle, sie wahrzunehmen, zuzulassen und anzunehmen, den entscheidenden Schlüssel zur konstruktiven Veränderung der Person.

Zu lernen, eigene Körpersignale und Körperempfindungen wahrnehmen und nicht-bewertend annehmen zu können, wird als Teil einer Körperpsychotherapie noch oft unterschätzt, da dies nicht so wirkungsvoll und „spektakulär" erscheint wie z. B. eine ausdrucksorientierte Arbeit. Aus Personzentrierter Perspektive liegt aber gerade hier ein Schwerpunkt des therapeutischen Vorgehens.

Die Wirkung einer bedingungsfreien interaktionellen Anerkennung ist, dass die Klienten eigene innere Zustände und Erfahrungen besser wahrnehmen, zulassen und annehmen können. Die Therapeutin kann regelmäßig Fragen in Richtung basaler Körperphänomene stellen, die ja dem Felt Sense und dem affektiven Erleben zugrunde liegen. Dazu gehört ein erklärender Teil, bei dem begründet und „Werbung" dafür gemacht wird, dass der Körper als Träger der Gefühle und Empfindungen unsere wichtigste Informationsquelle dafür ist, wie es uns mit etwas geht. Das Körpererleben kann dabei als eine Art subjektiver Kompass für die Person vermittelt werden (Kern 2023). Solche „Evidenz-Erfahrungen" zu vermitteln, dass das eigene Körpererleben einem signalisieren kann, was gerade stimmig und was unstimmig ist, ist aus meiner Sicht ein wichtiges grundlegendes Ziel von Körperpsychotherapie. Das kann über das Spüren des guten Platzes im Raum, des passenden Abstands zum Gegenüber, des gerade jetzt passenden Gehtempos oder der stimmigen Atmung vermittelt werden. Solche Erfahrungen schaffen allmählich wieder mehr Vertrauen in die eigene Wahrnehmung und in den Körper.

Das laufende, selbstverständliche Anfragen und das akzeptierende Bezugnehmen in der Therapie auf das basale Körpererleben, den Felt Sense und somatische Marker zeigen in der Regel zunehmend Wirkung. Die Klientin kann aus dem annehmenden und nicht-bewertenden Umgang des Therapeuten mit ihrem Erleben allmählich auch selbst akzeptierender mit ihren inneren Empfindungen und Körperwahrnehmungen umgehen und diese wieder mehr für sich nutzen.

3.3.3 Personzentrierte akzeptierende Begleithaltungen auf der Körperebene

Vor dem Hintergrund dieser Überlegungen könnte eine *körperorientierte Akzeptanz* konkret z. B. so aussehen:

- Die Klientin auf körperliche Weise annehmen, z. B. durch Halten (von Kopf, Füßen etc.)
- Zuwendung und Interesse zeigen durch das Eingehen auf Körperaspekte, z. B. eine unwillkürliche Bewegung der Hand aufnehmen
- Die Not mit dem Klienten zusammen aushalten, z. B. indem die Therapeutin eine Körperspannung übernimmt (z. B. die Schultern halten)
- Bindung und Verbundenheit symbolisieren und verkörpern (durch körperliche Nähe, durch Hand halten, mit Hilfe einer Decke als Zeichen der Fürsorge)

- Geduldig auf den eigenen, inneren Wachstumsimpuls der Klientin warten, nicht vorzeitig zu starke Akzente setzen (z.B. die Hand auf bedeutsame Körperstellen legen und warten)
- Klienten bezüglich eines Körperangebotes nachfragen (z.B. *„Ist der Druck zu stark oder zu gering", „Ist die Berührung der Körperstelle am Rücken zu hoch oder zu tief angesetzt?"*...)
- Der Klientin durch räumliche Orientierung oder Gegenstände helfen, ruhiger werden zu können (z.B. durch eine Decke als schützende Umhüllung, durch das Aussuchen eines sicheren Platzes im Raum)

3.3.4 Körperbasierte Kongruenz und Präsenz

Die körperorientierte Perspektive betont die Bezugnahme auf das *eigene* Körpererleben als Bedingung für Kongruenz und Präsenz des Therapeuten. Die therapeutische Situation braucht einen Therapeuten, der sich mit seinem Körper verbunden fühlt und ein körperlich „da" seiendes Gegenüber ist, damit sich die Klienten wirklich gefühlt und gemeint erleben können (Schmid 2002). Nach Greenbergs Studien (2006) beschreiben die Therapeuten ihr eigenes Körpergefühl als wichtigste Informationsquelle dafür, ob sie in gutem Kontakt mit den Klienten sind. Das eigene Körperempfinden kann dabei auch als Quelle für Interventionen benutzt werden („*Wenn Sie das sagen, fühle ich gerade* ...").

Es versteht sich von selbst, dass eine solche vom Therapeuten körperlich ausgefüllte Präsenz (ebenso wie die anderen Grundbedingungen) eine *idealtypische* Bedingung ist, die in der realen Therapiesituation immer nur mehr oder weniger umgesetzt werden kann.

Präsente und kongruente Begleithaltungen auf der Körperebene

Auch für die Grundbedingung der Kongruenz und Präsenz lassen sich *körperorientierte Parallelen* zu verbalen personzentrierten Vorgehensweisen finden:

- Als Therapeutin auf die eigene Körperresonanz vertrauen (den eigenen Felt Sense zu einer Therapiesituation bzw. zu einem Klienten wahrnehmen und nutzen)
- Präsenz auf körperliche Art signalisieren (z.B. durch die Körperhaltung, sich neben den Klienten setzen, die Hand auf die Schulter legen ...)
- Kontakt körperlich erlebbar und spürbar machen (z.B. durch symbolische Verkörperung, durch Nutzen vieler Kontaktkanäle wie Stimme, Schauen, Berührung ...)

- klare und eindeutige körperorientierte Angebote machen (z.B. durch eine deutliche Berührung, wenn es für die Klientin in Ordnung ist)
- den Klienten die Distanz und Sitzposition bestimmen lassen bzw. sie mit ihm aushandeln (das kann sich auch von Stunde zu Stunde unterscheiden)
- auf die Klientin körperlich antworten (z.B. kleine Bewegungen aufnehmen oder eine körperliche Erstarrung zum Thema machen)
- die Klientin zum Körperlichen ermutigen (z.B. durch Unterstützung kleiner Körperimpulse, durch Einladung zu einem kleinen Kräftemessen wie bspw. Rücken an Rücken, oder Hände gegeneinander und Druck ausüben)
- bezüglich körperlicher Aspekte konfrontieren (z.B. durch das Eingehen auf einen zum Inhalt des Gesprächs diskrepanten Körperaspekt: Klient erzählt traurige Episode und ballt dabei die Fäuste)
- Vorschlagen der Ver-Körperung von Beziehungsaspekten (z.B. indem ein wichtiger Aspekt körperlich in Szene gesetzt wird, wie das Sich-Anklammern durch körperliches Festhalten oder das Kämpfen um die Macht durch ein Hin- und Herziehen).

Wenn man von den personzentrierten Grundbedingungen nur einige Aspekte auch körperorientiert umsetzt, dann kann sich schon dadurch die Therapie verändern und deutlich vertiefen.

3.4 Focusing als Schnittstelle zwischen Erleben und Symbolisieren

Ähnlich wie beim Körper eine Innen- und eine Außenseite unterschieden werden kann, lassen sich auch Emotionen und Gefühle eher von außen oder eher von innen her konzeptualisieren. Unter funktionalen Gesichtspunkten werden in der Verhaltenstherapie meist die Emotionsregulation und das emotionale Verhalten als zentrale Konzepte genommen. Die humanistischen Ansätze nehmen dagegen eher eine *phänomenologisch-interaktionistische Perspektive* des Emotionserlebens bzw. des Gefühlserlebens in Bindungssituationen ein.

Ein sehr grundlegendes Modell des phänomenologischen Körperbezugs als Zentrum des Selbsterlebens hat Gendlin in seinem Focusing-Konzept formuliert (Gendlin 2015; 1981). Gendlin versteht Focusing als einen körperlichen Prozess, bei dem der Körper unser wichtigstes Wahrnehmungsinstrument darstellt, der auf jede Situation neu und ganzheitlich reagiert:

„Der Körper kennt die Sprache – aber immer in einer Situation. Der Körper ist in der Situation, und die Situation ist auch im Körper, in einem Felt Sense. Gefühle sind nicht innere Dinge, sondern das in die Umwelt weitergehende, fortzusetzende Körpererleben." (Gendlin/Wiltschko 1999, 124).

Gendlin versteht also den Körper als *Wechselwirkung* zwischen dem Individuum und der Welt: „Sehen und Hören usw. kommen dann erst später dazu und sind nie fundamental. Das Fundamentale ist immer der Körper, der selbst die Wechselwirkung ist." (Gendlin/Wiltschko 1999, 37). Daher ist der Körper, so wie er uns in unserem Erleben begegnet, immer ein *situationaler Körper*. Er stellt die Verbindung her zwischen einer Situation und dem Erleben der Person. Gendlins von Innen gefühlter Körper ist kein monadisches Ding, er ist eine Interaktion:

„[...] sein Sich fühlen ist zugleich ein Fühlen der Umwelt. [...] Man muss also mit einem Körper anfangen, der selbst eine Interaktion, eine Wechselwirkung mit der Umwelt ist. Im Lebendigen ist die Struktur nur da, wenn die Wechselwirkung weitergeht. Denn die Struktur besteht aus Wechselwirkung." (Gendlin/Wiltschko 1999, 30ff).

Auf jede Situation, die einer Person begegnet, reagiert sie aus ihrem inneren Erlebensstrom heraus, der körperlich ist. Der Körper hat eine Art leibliches Situationswissen. Noch vor dem bewussten Denken erlebt der Mensch Situationen vorreflexiv und ganzheitlich. Gendlin gliedert den konkreten Focusing-Prozess in sechs Schritte (Gendlin 1981):

1 Freiraum
2 Felt Sense (die körperliche Resonanz zu etwas spüren)
3 Griff finden (das erste Symbol, das aufsteigt)
4 Vergleichen des Griffs mit der körperlichen Resonanz
5 Fragen an den Felt Sense stellen
6 Annehmen, Schützen und sichern

Zentraler Vorgang des Focusing-Prozesses ist die Hin- und Herbewegung zwischen Felt Sense (der „gefühlten Bedeutung") und Griff, zwischen impliziter körperlicher Resonanz und expliziten Symbolisierungen. Alle Schritte dienen dazu, diesen Prozess überhaupt zu ermöglichen bzw. ihn in Gang zu halten und am Ende gut abzuschließen.

Dieses Hin- und Hergehen kann auf *verschiedenen Modalitäten im Erlebens- bzw. Erfahrungsraum* (Köhne & Wiltschko 1986) stattfinden und dort jeweils modalitätsspezifische Symbolisierungen entstehen lassen:

- Auf der *kinästhetischen* Modalität über die Körperempfindungen und Handlungsimpulse
- Auf der *visuellen* Modalität über innere Bilder und Imaginationen
- Auf der *akustischen* Modalität über innere Sätze, Töne, Melodien
- Auf dem *affektiven* Kanal über Emotionen
- Auf der Ebene der *Bedeutungsbildung* über Gedanken

Mit „Symbolisierung" meint Gendlin dabei nicht verbale oder übertragene Symbole, sondern viel konkreter, alles, was sich aus der körperlichen Resonanz auf verschiedenen Modalitäten, Sinneskanälen und Ebenen entfaltet. Auch eine Körperempfindung oder ein konkretes Gefühl wären in seiner Sichtweise die Symbolisierung, der Ausdruck eines Felt Sense.

Entsprechend zu den körperbezogenen Erlebensmodalitäten ist ein möglicher weiterer Schritt die körperpsychotherapeutische *Erweiterung in den Ausdrucks- und Handlungsraum* hinein. Die Person kann zu einem Erleben:

- ein *Gefühl ausdrücken* (z.B. über eine Geste oder Handlung; sich ein Gefühl als reale Person vorstellen und mit ihm einen Dialog führen ...),
- eine *Bewegung finden* (einen Körperausdruck, Pantomime, Tanz ...),
- ein *Bild malen* oder Bilder zu einer Empfindung aussuchen (z.B. eine Postkarte, ein eigenes Foto),
- ein Geräusch, *einen Ton machen*, eine Melodie singen,
- innere Anteile oder Gedanken bzw. Gefühle *sprechen lassen*, einen Brief dazu schreiben oder ein Märchen dazu erfinden.

Ein auf diese Art verstandener körpereinbeziehender Therapieprozess hängt die besprochenen Inhalte am authentischen Erleben an, wird vertieft und kreativ angereichert.

3.5 Vom verbalen Sprechen zum Körper: Therapeutische „Eingänge" über zentrale Körperaspekte

Folgende Systematik hat sich dafür bewährt, den Körper in der Therapie nicht zu vergessen. In dieser sind die bisherigen Überlegungen zu einer speziellen personzentrierten körperorientierten Perspektive integriert. Ein solches Vorgehen setzt die personzentrierten Therapiehaltungen voraus.

Pragmatisch können fünf Aspekte des Körpers unterschieden werden, die sich in der Praxis als gut gangbare „Wege“ für den Überstieg vom verbalen Sprechen zum Körper erwiesen haben. Wenn der Therapeut sich mit einer Klientin in einer Therapiesitzung befindet, kann er auf folgende grundlegende Körperaspekte Bezug nehmen:

- Körperwahrnehmung
- Atmung
- Körperhaltung
- Bewegung
- Körperkontakt

Im folgenden Überblick werden beispielhaft konkrete Überstiegsmöglichkeiten vom Sprechen zum Körper für die einzelnen Körperaspekte vorgeschlagen.

Bezug auf die Körperwahrnehmung

- Einstieg über *äußere Achtsamkeit* (Dinge im Raum wahrnehmen und beschreiben, hören, sehen, fühlen, schmecken, riechen)
- Richten der *inneren Achtsamkeit* auf das Körpererleben („Wie fühlt sich das an?“, „Wo im Körper ist da etwas zu spüren?“)
- Benennen auch der *kleinen physiologischen Empfindungen* und Regungen (Kribbeln, Ziehen, Wärme, Kälte, Anspannung)
- eine kleine *Körperreise* machen
- einen *guten Ort im Körper* suchen
- eine Körperempfindung oder *Körperstelle in der Wahrnehmung* genau erforschen und beschreiben

Bezug auf die Atmung

- Achten auf *Veränderungen in der Atmung* als Körpersignal
- Nutzen der *Atmung zur Beruhigung* (den eigenen Atem zählen, achtsam den Atem spüren)
- *Vorschlagen einer Atemübung*
- *Anleitung zum tiefen Atmen*
- den Atem mit einem *Thema* verbinden (z.B. die Aufladung der Atmung mit einer traumabedingten psychischen Aufladung und daraus dann Ideen für mehr Entladung entwickeln)
- *den Atem erweitern, vertiefen*
- an eine bestimmte *Körperstelle hin atmen*

Bezug auf die Körperhaltung

- Ansprechen von *chronischen Körperhaltungen* (gekrümmt, zusammengezogen, verkrampft, steif, aufrecht…) zu bestimmten Themen in der Therapie
- die aktuelle Körperhaltung *innerlich erspüren* („Wie fühlt es sich an, so dazustehen?“)
- *Anfragen an die Haltung* auf der Körperebene (z.B. einen psychischen Inneren-Kritiker-Druck körperlich übernehmen und verstärken)
- eine chronische *Anspannung loslassen*
- eine bestimmte *Haltung verstärken*, übertreiben (und dadurch verdeutlichen)
- mal *ganz anders dastehen* („Was wäre das Gegenteil …?“)
- ein bestimmtes Gefühl *in der Haltung ausdrücken*

Bezug auf Bewegung

- Eine unwillkürliche *Geste oder Bewegung ansprechen („Während Sie so über das Wochenende berichten, fällt mir auf, dass Sie immer wieder ihre Fäuste ballen …“)*
- nach einem *Bewegungsimpuls* fragen *(„Zeigen Sie mir doch mal körperlich, wie Sie versuchen …“)*
- *Ausdrucksbewegungen* zulassen (z.B. aggressiv sein, sich abgrenzen, sich wiegen…)
- von *einem Zustand in den anderen* kommen mit Hilfe des Bewegungswissens des Körpers („*Wie kommen Sie wieder aus der Depression in die Bewegung …?“*)
- sich *aktiv bewegen* vs. sich *bewegen lassen*
- eine *Bewegung größer oder kleiner, schneller oder langsamer* machen
- zu einem Thema eine (kleine) *Bewegung oder Pantomime* (Bewegungsfolge) *finden*, die passt

Bezug auf Körperkontakt

- Sich eine gute (haltende, wohlwollende) *Berührung vorstellen* (dabei achtsam den Körper beobachten)
- *gemeinsam gute, unterstützende Berührungen herausfinden* (z.B. Hand, Schultern, Füße, Kopf halten), von ungünstigen Berührungen unterscheiden lernen
- zu einem *Thema einen Körperkontakt* anbieten
- mit einer Berührung die *Aufmerksamkeit auf eine Stelle lenken* (z.B. die Hand auf den Brustkorb legen)

- *aktivierenden bzw. provozierenden Körperkontakt anbieten* (Kraftübungen, wegschieben, spielerisches Ringen ...)
- *sich gemeinsam bewegen*

3.6 Körperpsychotherapie als Prozess der affektiven Selbstbefragung

Eine grundlegende Sichtweise des körperpsychotherapeutischen Prozesses liegt darin, dass die Therapeutin die Klientin zu einer affektiven Selbstexploration zu den sie beschäftigenden Fragen anleitet (Downing 2003). Geuter formuliert das folgendermaßen:

> *„Im Grunde könnte man sagen, dass das zentrale Prinzip der Arbeit mit dem Körper in der Psychotherapie darin besteht, das Aktualbewusstsein zu fördern, indem Patienten körperlich spüren, was geschieht." (Geuter 2015, 149).*

Vom Focusing her würde dazu ein Mindestmaß an *Freiraum* benötigt, damit der Strom des inneren Erlebens überhaupt spür- und hörbar werden kann. Freiraum zu finden kann unterstützt werden, z. B. durch Achtsamkeitsübungen, durch Benennen und Beiseite-Stellen von störenden Gedanken, durch einen beginnenden Bezug auf sich gut anfühlende Körperstellen etc.

Dann folgt der entscheidende Schritt, der Bezug auf das innere Erleben, den „Felt Sense", der nach Gendlin zunächst ganzheitlich, atmosphärisch ist, und der immer körperlich spürbar ist. Die Frage an das innere Erleben kann zu jeder Situation, zu jedem Thema in der Therapie gestellt werden. Da der Körper immer situativ ist, d. h. als Prozess auf alles Erlebte reagiert, kann man ihn zu allem anfragen und sein Erleben zur Grundlage des psychotherapeutischen Verstehens machen. Downing beschreibt diesen Prozess so:

> *„Ich studiere die Situation, indem ich einen Aspekt nach dem anderen hervortreten lasse und dabei meinen Körper als Instrument benutze. Wie ich beim Sehen meinen Kopf so ausrichten muss, dass meine Augen sehen können, so nutze ich den Körper in seinem affektiven Zustand, um zu erfahren, was eine neue Situation für mich bedeutet." (Downing 2003, 71).*

Hierfür sind zwei Dinge ganz besonders hilfreich: das *Verlangsamen* und das *genaue Beschreiben* des Wahrgenommenen (Gendlin 1981). D. h. die Körperpsychotherapeutin wird den Klienten immer wieder zum langsamer werden, zum genaueren Spüren, sowie zum detaillierten Beschreiben des Wahrgenommenen anhalten.

Das genaue körperpsychotherapeutische Vorgehen beinhaltet die Öffnung, den Aufbau und die therapeutische Unterstützung einer Reihe von Fähigkeiten, die sich mit Downing (2003) so zusammenfassen lassen:

- die Fähigkeit, zu spüren, wie sich eine Emotion im Körper aufbaut
- die Fähigkeit, einem körperlichen Zustand zu erlauben, jetzt (und bewusst) da zu sein, ohne ihn abzuschneiden
- die Fähigkeit, diesen Zustand (wie unter der Lupe) zu betrachten, um die Situation explorieren zu können
- die Fähigkeit, den laufenden feinen Nuancierungen des körperlichen Zustands zu folgen
- die Fähigkeit, Worte für die entstehenden affektiven Empfindungen zu finden
- die Fähigkeit, die von der Empfindung betroffenen Zielvorstellungen zu sehen und sich damit auseinanderzusetzen

So werden Symbolisierungen, „Griffe" für das ganzheitliche Erleben zu einem Thema, einem Konflikt etc. gefunden, die mehr beinhalten als das jeweils schon rein kognitiv Gewusste. Kriterium dafür, dass etwas wirklich für die Person passt und bedeutsam ist, ist das *subjektive Gefühl der Stimmigkeit*, im Focusing „Felt Shift" genannt. Das ist ein körperlich deutlich spürbares Gefühl, wie ein inneres Nicken zu etwas, manchmal wie eine Erleichterung oder eine Freude über eine innere Entdeckung.

Aus diesem ganzen Prozess entsteht die Freiheit, in affektiven und emotionalen Situationen besser wählen zu können – letztlich mehr Handlungsfreiheit zu gewinnen und neue Entscheidungen treffen zu können.

3.7 Das interaktionelle Erleben im Körpergedächtnis und in der therapeutischen Beziehung

Die interaktionelle Seite des Auffindens von Bedeutungen und Emotionen in unserem Körpererleben betrifft entwicklungspsychologisch gesehen den Affektaustausch mit unseren Bezugspersonen und bezieht sich auf die verkörperten Fähigkeiten (Stern 1998):

- zum Zeigen einer Emotion einem anderen gegenüber
- zum Aufnehmen der Emotion eines anderen
- zur Verhandlung dieses Austauschs
- und darum, über das gemeinsame Abstimmen und Teilen von Affektzuständen die Welt zu entdecken

Die emotionale Kommunikation nutzt dabei die evolutionär angelegten kategorialen Gefühlsprogramme. Das dahinter liegende Gefüge aus „Melodie", Rhythmus und Takt des affektiven Austauschs spielt sich dagegen über die *Vitalitätsaffekte* ab, die größere Nähe zu einem ganzheitlich-atmosphärischen Erleben der Welt haben, die körpernäher und vorsprachlicher sind (Stern 1998). Vitalitätsaffekte gehören zu den frühesten Organisationsmusters des Erlebens, in ihnen geht es um Aktivierung und Intensitäten. Stern vergleicht Vitalitätsaffekte oft mit Musik. So wie man ein und dasselbe Musikstück andante oder adagio spielen kann, so wie ein und dieselbe Notenfolge in aufsteigender oder gleichbleibender Intensität gespielt werden kann, so kann man auch in jeder Wahrnehmung, Bewegung oder Handlung eine Vitalitätstönung finden.

In der Hinwendung auf das Körpererleben finden wir daher immer auch die interaktiven, die zwischenleiblichen Erfahrungen der Person. Stern beschreibt auf sehr genaue Weise, wie aus diesen interaktionellen Erfahrungen das Selbsterleben des konkreten Subjektes entsteht.

An diesem interaktionellen Aspekt des Körpererlebens zeigt sich auch wieder die große Chance der körperpsychotherapeutischen Perspektive, die therapeutisch förderliche Beziehung, um diese Dimension bewusst zu erweitern: körperorientierte Empathie und Akzeptanz geben ganz besondere therapeutische Möglichkeiten. Den Aspekt der Begegnung und Präsenz auch körperlich zu verstehen und zu gestalten, schafft ganz besondere Chancen für korrigierende Beziehungserfahrungen. Daraus folgt auch, dass die Innenwahrnehmung Voraussetzung für Kontakt ist:

> *„Je mehr ich mit dem, was ich in mir spüre, verbunden bin, desto eher kann ich über meine Resonanz spüren, was in einem anderen vor sich geht […]. Wahrnehmen und Spüren unterstützen daher Selbstanbindung und Bindung" (Geuter 2019, 87).*

3.8 Die Leitprinzipien körperpsychotherapeutischer Praxis nach Geuter

In der Einleitung wurde argumentiert, dass Personzentrierte Körperpsychotherapie nicht als eigenes Therapieverfahren verstanden wird, sich aber auch nicht nur auf einzelne Interventionen oder Übungen reduziert. Geuter (2019) hat in seinem Buch zur Praxis der Körperpsychotherapie zehn Leitprinzipien des körperpsychotherapeutischen Arbeitens unterschieden und die Vorgehensweisen jeweils genau herausgearbeitet. Das kann abschließend als Hilfe dienen bei der Einordnung und Integration körperpsychotherapeutischer Perspektiven in das eigene beraterische bzw. psychotherapeutische Handeln.

1 **Wahrnehmen und spüren:** Aus phänomenologischer Sicht ist die Wahrnehmung der Person grundlegend, wie die Welt aus ihren Augen erscheint. Jede Erfahrung basiert auf der Wahrnehmung und ist körperlich spürbar. Basis von Körperpsychotherapie ist die Wahrnehmung, insbesondere der eigenen Körperempfindungen, wie sie im Focusing unterstützt wird. Der Körper ist der Träger des Wahrnehmens und Spürens.
Körperpsychotherapeutische Interventionen für diesen Schritt (Beispiele): Fragen an die Körperwahrnehmung, Focusing-Fragen, ernstnehmen auch kleiner körperlicher Regungen und Veränderungen.

2 **Gewahrsein und Gegenwart:** Wahrnehmen findet immer in der Gegenwart statt, das gilt gleichermaßen für alle Spürprozesse. Das körperliche Erleben ist die Basis des sinnhaften Erfassens. Das Üben von Achtsamkeit schult die Fähigkeit zum Wahrnehmen, was jetzt gerade in der Person und in der Außenwelt ist.
Körperpsychotherapeutische Interventionen für diesen Schritt: Achtsamkeit nach außen und nach innen.

3 **Erkunden und Entdecken:** Das neugierige Erforschen und Entdecken stellt eine zentrale Qualität des (Körperpsycho-)Therapieprozesses dar. Einen Patienten dabei zu begleiten, sein eigenes Erleben wieder offener zu erkunden und (neu) zu entdecken, ist aus personzentrierter Sicht eine wesentliche therapeutische Aufgabe. Spielerische körperorientierte Angebote können dabei eine große Hilfe sein.
Körperpsychotherapeutische Interventionen für diesen Schritt: neugieriges Erkunden von Körperempfindungen und Bewegungen, spielerisches Ausprobieren und Gestalten.

4 **Aktivieren und Ausdrücken:** Jede Emotion beinhaltet einen Handlungsimpuls. Dieser Punkt betont den Schritt, die Klienten dabei zu unterstützen,

die innere Wahrnehmung auch zum Ausdruck zu bringen. Dabei wird die Empfindung manchmal überhaupt erst deutlich. Im Focusing-Modell wird dafür die Unterscheidung zwischen dem Wahrnehmungsraum (ein Gefühl, Gedanke, Satz, inneres Bild, Bewegungsimpuls, eine Körperempfindung, …) und dem Handlungsraum (eine Zeichnung, ein gesungenes Lied, ein Gefühlsausdruck, eine konkrete Körpergeste …) getroffen.
Körperpsychotherapeutische Interventionen für diesen Schritt: Ein Gefühl deutlicher auszudrücken, Anregung inneres Erleben zu malen, einen fiktiven Brief oder ein Märchen zu schreiben, etc.

5 **Regulieren und Modellieren:** Regulieren ist sowohl bei zu niederregulierten Erlebensformen, wie z. B. in der Depression, als auch bei zu angespannten Zuständen, wie bei Borderline oder Trauma, notwendig. Emotionale Regulation und Modulation in der Therapie kann auch auf konkrete Gefühle abzielen, wie z. B. die Bearbeitung einer erstickenden Scham.
Körperpsychotherapeutische Interventionen für diesen Schritt: Einsatz von Stresstoleranzskills, körperorientierte Entspannungsmöglichkeiten, körpereinbeziehende Aktivierung.

6 **Zentrieren und Erden:** Das sogenannte Grounding ist eine Basisintervention in vielen Körperpsychotherapieansätzen. Neben der konkreten Arbeit mit der Schwerkraft, dem Spüren des Bodenkontaktes meint Grounding auch im übertragenen Sinn, auf dem Boden der eigenen Existenz zu stehen.
Körperpsychotherapeutische Interventionen für diesen Schritt: Grounding-Übungen, Arbeit mit dem Gleichgewicht, spüren des Bodenkontaktes, stehen, gehen, springen.

7 **Berühren und Halten:** Die körperorientierte Umsetzung von Empathie, Akzeptanz und Präsenz hatten wir als personzentrierte Basis der Körperpsychotherapie verstanden. Auf diese Weise symbolisch und konkret berührt und gehalten zu werden, ist das Herzstück des therapeutischen Entwicklungsprozesses.
Körperpsychotherapeutische Interventionen für diesen Schritt: Körperlich spürbares Halten, körperlich spürbare Berührungen.

8 **Inszenieren und Interagieren:** Hier geht es um das konkrete In-Szene-Setzen inneren Erlebens. Der Therapeut ist ein präsentes Gegenüber, kann stellvertretende Rollen übernehmen oder die symbolische Identifikation und Ausdruck unterstützen.
Körperpsychotherapeutische Interventionen für diesen Schritt: „Verräumlichen“ oder Inszenieren von inneren Themen der Ursprungsfamilie oder aus Beziehungskonflikten. Rollenspiele mit Betonung des (Körper-)Erlebens, Identifizieren mit symbolisierten inneren Anteilen.

9 **Verkörpern und Handeln:** Hier geht es um ein handelndes Ausprobieren, darum, innere Themen, Situationen, Konflikte körperlich zu erfahren.
Körperpsychotherapeutische Interventionen für diesen Schritt: Konfrontationsübungen, Rollenspiele, Stuhlarbeit.

10 **Reorganisieren und Transformieren:** Das geschieht über das körperorientierte und narrative Unterstützen und Verankern von therapeutischen Veränderungsprozessen. Der Einbezug von somatischen Markern und erlebten, verkörperten Bezugspunkten kann sehr zur Nachhaltigkeit von therapeutischen Veränderungen beitragen.
Körperpsychotherapeutische Interventionen für diesen Schritt: Körperbezogene Verankerung von konstruktiven Veränderungen über somatische Marker oder erlebensstarke Symbole, z. B. eine symbolische Berührung (wie den Rücken zu stützen) als Erinnerung an die positive Beziehungserfahrung in einer Therapie.

3.9 Schlusswort

Körperpsychotherapie hat eine lange Tradition, bis in die erste Hälfte des 20. Jahrhunderts. Sie war immer ein sehr kreatives Feld, zum Teil mit etwas wilden, oft originellen Vertretern, man denke nur an Wilhelm Reich. Die Verfahren haben sich weiterentwickelt und sich mit den modernen Psychotherapiekonzepten zusammen verändert und verfeinert.

Frank Röhricht (2000) hat gefordert, dass Körperpsychotherapie als eigenes Richtlinienverfahren anerkannt werden solle. So weit ist es nicht gekommen, aber das Interesse daran ist bis heute ungebrochen. Körperpsychotherapeutische Perspektiven sind transdiagnostisch. Die Vorgehensweisen sind in alle Therapieverfahren integrierbar und helfen, Therapieprozesse zu vertiefen. In diesem Aufsatz wurde vor dem Hintergrund des humanistischen Ansatzes eine Personzentrierte Körperpsychotherapie vorgestellt.

Ich hoffe auf einen weiterhin fruchtbaren Dialog zur Körperpsychotherapie, der zur Anregung und kreativen Weiterentwicklung der Therapien führen kann.

3.10 Literatur

Damasio, A. R. (2000): Ich fühle, also bin ich. Die Entschlüsselung des Bewusstseins. List, München

Damasio, A. R. (2005): Der Spinoza-Effekt. Wie Gefühle unser Leben bestimmen. Ullstein, Berlin

Damasio, A. R. (2011): Selbst ist der Mensch. Körper, Geist und die Entstehung des menschlichen Bewusstseins. Siedler-Verlag, München
Downing, G. (1996): Körper und Wort in der Psychotherapie. Kösel, München
Downing, G. (2003): Emotion und Körper – Eine Kritik der Emotionstheorie. Psychoanalyse und Körper 2, 59–88
Gendlin, E. (1981): Focusing. Technik der Selbsthilfe bei der Lösung persönlicher Probleme. Otto Müller, Salzburg
Gendlin, E. (1998): Focusing-orientierte Psychotherapie – Ein Handbuch der erlebensbezogenen Methode (amerik. Orig.: 1996). Klett-Cotta, Stuttgart
Gendlin, E. (2015): Ein Prozessmodell. Verlag Karl Alber, Freiburg
Gendlin, E. (1999): Implicit entry and focusing. The Humanistic Psychologist, 27(1), 80–88
Gendlin, E., Wiltschko, J. (1999): Focusing in der Praxis. Eine schulenübergreifende Methode für Psychotherapie und Alltag. Pfeiffer bei Klett-Cotta, München
Geuter, U. (2015): Körperpsychotherapie. Grundriss einer Theorie für die klinische Praxis. Springer, Berlin
Geuter, U. (2019): Praxis Körperpsychotherapie. Springer, Berlin
Greenberg, L. (2006): Emotion-focused therapy: A synopsis. Journal of Contemporary Psychotherapy: On the Cutting Edge of Modern Developments in Psychotherapy, 36(2), 87–93
Höger, D. (2006): Klientenzentrierte Therapietheorie. In: Eckert, J., Biermann-Ratjen, E. M., Höger, D. (Hg.) Gesprächspsychotherapie. Springer, Berlin, Heidelberg
Hüther, G. (2005): Mein Körper – das bin doch ich. Psychoanalyse und Körper 7, 7–23
Kern, E. (2023): Personzentrierte Körperpsychotherapie. 3. Aufl. Ernst Reinhardt, München
Köhne, F., Wiltschko, J. (1986): Focusing – Des Körpers eigene Psychotherapie. Begleitheft zur DVD. Köln: GwG
Kriz, J. (2022): Humanistische Psychotherapie: Grundlagen – Richtungen – Evidenz. Kohlhammer, Stuttgart
Lux, M. (2007): Der Personzentrierte Ansatz und die Neurowissenschaften. Ernst Reinhardt, München
Röhricht, F. (2000): Körperorientierte Psychotherapie bei psychischen Störungen. Hogrefe, Göttingen
Schmid, P. (2002): Anspruch und Antwort. Personzentrierte Psychotherapie als Begegnung von Person zu Person. In: Keil, W. W., Stumm, G. (Hrsg.): Die vielen Gesichter der Personzentrierten Psychotherapie. Springer, Wien, 65–95
Stern, D. (1992): Die Lebenserfahrung des Säuglings. Klett-Cotta, Stuttgart
Stern, D. (1998): „Now-Moments“, implizites Wissen und Vitalitätskonturen als neue Basis für psychotherapeutische Modellbildungen. In: Trautmann-Voigt, S., Voigt, B. (Hrsg.): Bewegung ins Unbewusste. Beiträge zur Säuglingsforschung und analytischen Körperpsychotherapie. Brandes & Aspel, Frankfurt/Main, 82–96
Storch, M., Cantieni, B., Hüther, G., Tschacher, W. (2006): Embodiment. Huber, Bern
Thielen, M. (2014): Geschichte und Entwicklung der Körperpsychotherapie. Ihr Bezug zu anderen humanistischen Methoden. In: Eberwein, W., Thielen, M. (Hrsg.): Humanistische Psychotherapie. Theorie, Methoden, Wirksamkeit. Psychosozial-Verlag, Gießen, 135–147

4 Körper und Achtsamkeit

von Michael Huppertz und Simone Saurgnani

4.1 Einleitung

Wenn man sich – wie auf unserer Tagung und in dem vorliegenden Band – mit so vielen Erfahrungen, Ideen und Konzepten körperorientierter Psychotherapie beschäftigt, liegt es nahe, das eigene Thema komparatistisch einzuleiten: Was unterscheidet achtsamkeitsbasierte Körpertherapie von anderen Formen? Es lässt sich mit wenigen Sätzen sagen: Achtsamkeitsbasierte Körperarbeit verzichtet auf zielgerichtete Interventionen und arbeitet mit unkomplizierten Körperexperimenten mit offenem Ausgang. Sie zielt auf eine absichtslose, offene und gegenwartsbezogene Haltung und wendet sie auf körperliche Prozesse an. Diese Haltung kann gelernt werden und Veränderungen der Persönlichkeit, des Verhaltens, des Denkens und der Emotionen herbeiführen, ohne diese in der Übungspraxis direkt oder gezielt herbeiführen zu wollen. Sie eröffnet einen Raum, in dem sich Problematik, Ziele, Bedingungen und Lösungen entwickeln können. Die Arbeit mit der Lebenseinstellung, dem allgemeinen Umgang mit Mitwelt, Umwelt, Zeit, sich selbst und manch anderem ist besonders dann hilfreich, wenn eine ungünstige Lebenseinstellung die Probleme verursacht.

In diesem Buch wird von einigen Autoren betont, dass eine Psychotherapie nicht möglich ist, ohne dass man den Körper einbezieht. Schließlich ist er ein wesentlicher Teil der Kommunikation, der Gestaltung der Beziehung und der Gefühle der Beteiligten. Der:die Therapeut:in kommt nicht umhin, den Körper des Patienten oder die Patientin mindestens in seine:ihre Bemühungen, sie oder ihn zu verstehen, einzubeziehen. Er oder sie muss ihn irgendwie lesen. Wir alle würden ohne körperliches Spüren kaum einen Zugang zu eigenen Emotionen und anderen psychischen Prozessen haben. Das Wahrnehmen von Gefühlen und das Spüren der eigenen Gefühle und der eigenen Resonanz sind Heimspiele für die Achtsamkeit. Sie ist in erster Linie eine rezeptive („empfangsbereite", Jacoby 2004 [1945]) Haltung. Insofern arbeiten alle Therapien, die dem körperlichen Spüren Raum geben, implizit mehr oder weniger mit Achtsamkeit, abhängig davon wie offen und rezeptiv dieses Spüren angeregt wird. Die Haltung der Achtsamkeit befreit von Handlungsdruck und von den Einschränkungen, die die Orientierung auf Ziele und Mittel dem Wahrnehmen, Denken und Fühlen mitgibt. Sie öffnet den Raum und die Zeit für neue Erfahrungen des Körpers, der in der Regel ein

Körper in Bewegung ist. Die körperorientierte Achtsamkeitsarbeit will den Körper daher auch zu neuen Bewegungen und Interaktionen verleiten.

4.2 Eine typische Anleitung

„Zunächst möchte ich Sie bitten, Ihre Haltung wie sie im Moment ist, beizubehalten. Nehmen Sie bitte Ihre Gedanken wahr… Ihre Körperhaltung, den Kontakt zum Boden, zum Sitz, zur Rückenlehne… Ihre Atmung, Ihre Verhaltensimpulse. Folgen Sie den Impulsen bitte nicht, verändern Sie Ihre Haltung nicht, nehmen Sie bitte Ihre Impulse als Impulse wahr, lassen Sie sie Impulse bleiben, verändern Sie sie nicht zu Handlungen… Und nun ändern Sie Ihre Körperhaltung, wenn Sie möchten. Schauen Sie, ob sich etwas dadurch verändert, an der Atmung, am Kontakt… Jetzt bitte ich Sie kurz, sich die Haltung der Achtsamkeit vor Augen zu führen. Es geht in den nächsten etwa zehn Minuten nur darum, da zu sein, zu spüren, was geschieht, in Kontakt zu sein mit der Umgebung, mit sich, mit der Gruppe, mit dem Raum, einfach nur da zu sein… Wenn Sie andere Ideen haben, was Sie noch gerne hätten, dass Sie sich z. B. wohl fühlen möchten, dass Sie sich entspannen, dass Sie Erkenntnisse gewinnen wollen: Lassen Sie das alles bitte vorbeiziehen, halten Sie es nicht fest, machen Sie sich diese Gedanken nicht zu eigen. Nehmen Sie all das als Gedanken, die Sie nicht unterschreiben müssen. Wenn Sie also an etwas anderes denken, folgen Sie dem ein bisschen, und kehren mit einem „und" wieder zurück zu den Vorschlägen, die ich Ihnen in den nächsten Minuten mache… Das Wichtigste ist, dass Sie sich die Haltung der Achtsamkeit immer wieder vor Augen führen. Wir arbeiten an der Haltung. Was wir konkret machen, ist nicht so wichtig. Also die Haltung besteht darin, da zu sein. Und wenn Sie das jetzt vor Augen haben, dann bitte ich Sie jetzt, langsam und bewusst aufzustehen, sich dabei bewusst zu machen, wie der Körper das macht: aufstehen…

Strengen Sie sich bitte bei allem Folgenden nicht an. Sie können nichts falsch machen. Es geht nur darum, da zu sein, wahrzunehmen, was passiert. Nehmen Sie zunächst wahr, wie der Raum auf Sie wirkt, wie die Gruppe auf Sie wirkt, wie Sie im Raum stehen… als Teil der Gruppe… Nun schlage ich vor, dass Sie anfangen, sich im Raum zu bewegen. Gehen sie langsam umher, und behalten Sie dabei die Haltung der Achtsamkeit bei… Nun bleiben sie einfach stehen und nehmen wahr: Wie wirkt der Raum aus dieser Perspektive auf Sie?… Wie stehen Sie da?… Nehmen Sie wahr, was der Raum mit Ihnen macht, mit Ihrer Stimmung… Dann kommen Sie wieder ins Gehen, geben Sie dem Körper wieder Raum, lassen Sie ihn gehen, wie er möchte, in Ihrem Tempo, wie Ihnen zumute ist… Achten Sie auf den Raum, achten Sie auf die Gruppe… Ansonsten wenden

Sie Ihre Aufmerksamkeit zunehmend auf das Gehen selbst, so dass Sie spüren, wie Sie das machen…

Wie fühlt sich das Gehen an?…

Dann schlage ich Ihnen jetzt vor, ein bisschen schneller zu gehen. Also willentlich ein bisschen schneller zu gehen, zum Beispiel um zehn Prozent…Nicht viel, nur so weit, dass Sie den Unterschied spüren…Und schauen Sie wieder, was das mit Ihnen macht…Nun gehen Sie bitte ganz langsam,…so langsam, dass Sie spüren können, wie die Füße sich abrollen,…vielleicht auch spüren können, wie Sie das Gleichgewicht halten. Wie das alles funktioniert mit den Bewegungen…Nun gehen Sie bitte wieder in Ihrem Tempo, so wie Ihnen zumute ist…

Und nun gehen Sie bitte auf irgendeine seltsame Art und Weise, also auf eine Art und Weise, wie Sie normalerweise nicht gehen würden. Zum Beispiel seitwärts oder ganz steif oder ganz locker, also ungewohnt…Bleiben Sie bitte mit Ihrer Aufmerksamkeit beim Gehen, also bei dem, was Sie gerade machen. Sie können auch noch einmal wechseln, also noch eine andere Gehweise ausprobieren…Und dann gehen Sie bitte wieder ganz so wie Ihnen zumute ist…

Nun möchten wir Ihnen zum Schluss ein Musikstück dazu einspielen. Lassen Sie die Musik auf sich wirken, schauen Sie, ob die Musik Ihr Gehen beeinflusst. Ob sie Ihr Gehen beschleunigt, oder ob Sie gar nicht mit der Musik mitgehen, sondern andere Bewegungen machen wollen. Das ist auch völlig in Ordnung…Die Musik beschleunigt sehr stark. Wenn Ihnen am Ende Gehen unpassend erscheint, erlauben Sie Ihrem Körper ruhig andere Bewegungen…

[Musik wird eingespielt: Giora Feidman, „Swanee“ vom Album „Gershwin and the Klezmer“]

Bleiben Sie bitte nun stehen, wo Sie sind…Lassen Sie bitte die Musik nachklingen…Nehmen Sie die Stille, die relative Ruhe im Raum wahr…Nehmen Sie bitte auch Ihren Körper wahr…

Beenden Sie bitte nun die Übung. Bewegen Sie sich ein wenig und nehmen Sie wieder Platz.“

4.3 Theorie und Datenlage

Bei der Erforschung der Wirksamkeit und der Wirkungsweisen von Achtsamkeit im Rahmen psychischer Störungen stößt man sehr schnell auf Herausforderungen und Limitierungen. Beispielsweise wird Achtsamkeit im Rahmen von verschiedenen psychotherapeutischen Strömungen meist als Teil des therapeutischen Gesamtkonzepts eingesetzt, sodass unklar bleibt, was letztendlich wirkt: Achtsamkeit, Psychoedukation, Gruppeneffekte bei Gruppentherapien oder kognitive Interventionen? Zudem ist es schwierig, Fortschritte im Erwerb der Haltung der Achtsamkeit zu messen, weil die Selbsteinschätzung auf vielerlei Weise unzuverlässig ist und in der Forschung unterschiedliche Konzepte und Operationalisierungen von Achtsamkeit angewendet werden (van Dam et al. 2018).

Blanck et al (2018) haben in einer Meta-Analyse untersucht, inwieweit Achtsamkeit als alleinstehende Intervention (stand-alone mindfulness exercises – SAMs) bei Angst- und depressiven Störungen wirksam ist. Sie fanden – bei Verdeutlichung einiger Limitationen der Studie und Notwendigkeit weiterer Forschung – dass SAMs eine geringe bis mittlere Wirkung auf Symptome von Angst und Depression haben. Vor allem scheint relevant, dass Achtsamkeitsübungen offenbar auch nützlich sind, wenn sie nicht in einen größeren therapeutischen Rahmen eingebunden sind. Insgesamt zeigt die Datenlage kleine bis mittlere Effekte bei einer Reihe von Störungsbildern, weswegen diese auch Einzug in die Therapieleitlinien bei einigen Störungsbildern gehalten haben (bspw. unipolare rezidivierende Depression, Zwangsstörungen, Generalisierte Angststörung, Borderline Persönlichkeitsstörung).

Bei diesen Studien wird allerdings nicht deutlich, inwiefern die Achtsamkeitspraxis auch körperbezogen ausgelegt wurde. Es bleibt also auch offen, inwieweit körperbezogene Interventionen eine Rolle für die Effektivität achtsamkeitsbasierter therapeutischer Ansätze spielen.

4.4 Kurzer Ausflug in die Geschichte des Körpers in der Psychotherapie

Begeben wir uns kurz in die Geschichte des Körpers in der Psychotherapie.

Die erste Form „wissenschaftlicher Psychotherapie" (Freud) war die Psychoanalyse. In ihrer klassischen Praxis, die sich langsam entwickelte, war sie ein Versuch, den Körper als aktiv kommunizierenden aus der Therapie herauszuhalten. Er war wichtig als begehrender Körper, als Produzent von Wünschen und Phantasien, als wilder Körper, der im zivilisierten Prozess der Therapie indirekt zum Ausdruck kommen darf. Das Setting der Psychoanalyse – nachdem es erst einmal entwickelt war – entsprach der Laborsituation, in der Freud Tierkörper seziert hatte. Aber Freud entwickelte seine wissenschaftliche Psychotherapie in den Zeiten der Lebensreform und der Lebensphilosophie. Man sieht diesen Einfluss der Reformbewegungen an der Bedeutung, die Freud überhaupt dem Körper und dem ihm nahestehenden Unbewussten in der Theorie beimaß. Dieses theoretische Interesse hatte zunächst keine Folgen in der Praxis, in der der Körper stillgelegt wurde und der körperliche Kontakt, selbst der Blickkontakt, so weit wie möglich reduziert wurde. Es wurde ein weiter Weg für die Psychoanalyse, diese Vorgaben aufzulösen und schließlich in verschiedenen tiefenpsychologischen Schulen bis hin zur „relationalen Psychoanalyse“ das therapeutische Geschehen als szenisches und damit wesentlich auch körperlich interaktives zu verstehen.

In der Ursprungszeit der Psychoanalyse bekam unter dem Einfluss der lebensreformerischen Bestrebungen der Körper in der Lebenskunst und ganz allgemein in der Alltagskultur eine neue Bedeutung: Er wurde wertgeschätzt, und aktiviert: im Yoga, in der Atemarbeit, im Ausdruckstanz und in einem neuen Verständnis von Gymnastik als Befreiung des Körpers, der Befreiung des männlichen Körpers von militärischem Drill und des weiblichen Körpers von Korsetten und geziertem Verhalten.

Der Körper wurde im 20. Jahrhundert konzeptuell als Subjekt und als Intersubjekt entdeckt. Nach Vorläufern in der Philosophie des 19. Jahrhunderts entfaltete sich diese Sichtweise im gesamten 20. Jahrhundert in der Lebensphilosophie, der Dialogphilosophie, der Phänomenologie, der philosophischen Anthropologie, der Psychoanalyse und der Sozialisationsforschung und schließlich in den Kognitionswissenschaften unter der Gesamtüberschrift der „Embodied and Situated Cognition” (Fingerhut/Hufendiek 2013). Die aktuellen Forschungsergebnisse zum „Embodiment“-Ansatz werden im Kap. 2 von Thomas Heidenreich, Andrea Chmitorz und Johannes Michalak sowie in der Einleitung (Kap. 1) von Hans Gunia und Simone Saurgnani dargestellt.

Praktisch entwickelten sich seit dem Beginn des 20. Jahrhunderts unterschiedliche Tendenzen der Körperarbeit, die sich auch in den späteren Körpertherapien gegenüberstanden und mischten. Die eine bestand darin, den Körper gezielt weiterzuentwickeln (Atemtherapie, Yoga, Diätetik, Eurythmie, Bioenergetik, Feldenkrais), die andere darin, den Körper seinen individuellen Weg finden zu lassen (Ausdruckstanz, Tanztherapie, Elsa Gindlers Körperarbeit, Sensory Awareness Training, Focusing, Konzentrative Bewegungstherapie, gestalttherapeutische Leibarbeit, Focusing) (Huppertz 2015). Manche dieser Bewegungen folgen beiden Tendenzen (Feldenkrais, Gestalttherapie, Bioenergetik).

Auch auf unserer Tagung war zu sehen, wie beide Tendenzen nebeneinanderstehen, sich mischen, ergänzen, anregen. Es wurden Interventionen gezeigt, die eher Vorschläge der Therapeut:innen waren, in welche Richtung der Körper sich entwickeln sollte: Anleitungen zu einem selbstbewussten Gehen, zu rhythmischer Kooperation, tieferer Atmung, einer aufrechteren Körperhaltung, dem Ausleben von Aggressionen, zu Blickkontakt und dazu, einfache Grundelemente des Tangos oder des Capoeiras auszuprobieren. Natürlich bleibt bei diesen Vorschlägen viel individueller Spielraum, aber es sind im Wesentlichen externe Vorschläge. Andere Interventionen bestanden einfach darin, die Wahrnehmung der Patient:in auf den Körper zu lenken und ihr einen Spielraum für Veränderungen zu ermöglichen, ohne vorzustellen, worin sie bestehen sollten. In diesem Falle ergeben sich die körperlichen Interventionen vollständig aus dem therapeutischen Prozess (wie im Focusing) oder man wird sie evtl. mit externen Vorschlägen anreichern wie in der Gestalttherapie, der psychoanalytisch und bioenergetisch ausgerichteten Körpertherapie von George Downing (1996), der humanistischen Arbeit, die Ernst Kern (Kap. 3) und der verhaltenstherapeutisch formulierten Arbeit von Maren Langlotz-Weis (2019). Häufig handelt es sich dabei um Verstärkungen spontaner Begegnungen, des Gefühlsausdrucks oder der Atmung, um den Vorschlag, sie zu variieren, oder um körperlich aktive Rollenspiele. Man wird in Gruppensettings eher zu externen Vorschlägen neigen, in Einzelsettings eher zu „internen" Vorschlägen, also solchen, die sich aus den individuellen Prozessen ergeben und im Wesentlichen von den Patient:innen mit Unterstützung des:der Therapeut:in gestaltet werden.

Eine weitere bemerkenswerte Veränderung der Bedeutung des Körpers ergab sich durch die Wende in Richtung einer aktiv gestalteten Intersubjektivität: Der erlebniszentrierte und interaktive Gesichtspunkt wurde in die humanistische Therapie und die szenische Sichtweise in die aktuelle Psychoanalyse integriert. Auch wenn schon lange belegt ist, wie bedeutsam die therapeutische Beziehung für das Gelingen einer Psychotherapie ist, geht die intersubjektiven Wende über diese Qualität hinaus: Hier wird das Arbeiten IN der therapeutischen Beziehung zum Thema. Das interaktionelle Geschehen im Rahmen des therapeutischen Arbeitens wird als gemeinsamer Erfahrungsprozess gesehen, der nicht nur verbal und bewusst, sondern vor allem auch paraverbal, körperlich und unbewusst zu verstehen ist.

Um diese relationale Arbeit übernehmen zu können, scheint Selbsterfahrung deswegen nach wie vor eine sehr wichtige Grundlage für Berater:innen und Therapeut:innen und für die spätere Arbeit mit Klient:nnen und Patient:innen. Hier bekommt in der letzten Zeit auch die Achtsamkeit eine größere Bedeutung. Möglichkeiten, uns selbst besser kennen zu lernen und zu „erkennen" sind Meditation und Achtsamkeit. Wenn es gelingt, sich mit sich selbst und allen Gedanken, Gefühlen, Verhaltensimpulsen und Interaktionen zu beschäftigen und auseinanderzusetzen, geben wir die Vermeidung von unliebsamen Dingen auf und stellen uns dem Leben. Es gelingt dann (kürzer oder länger), sich im Bewusstsein und in der Gegenwart zu zentrieren. In der eigenen Achtsamkeitspraxis kommen wir in engen Kontakt mit dem, was in uns vorgeht, mit

Prozessen, die uns beunruhigen, verstören, aber auch mit Prozessen, die Ruhe, Verbundenheit und Gleichgewicht bringen.

4.5 Der Körper in der achtsamkeitsbasierten Therapie und Beratung

Die Achtsamkeit hat ihre eigene Geschichte, die sich zwischen autoritären und kollektivistischen Traditionen aus dem asiatischen Kulturkreis und experimentellen und individualistischen westlichen Traditionen (Elsa Gindler und Heinrich Jacoby, Sensory Awareness Training, Gestalttherapie, Focusing) zusammensetzt (Huppertz 2015). Entsprechend unterschiedlich wurde auch die Rolle des Körpers interpretiert. Die körperlichen Praktiken beeinflussten das Verständnis der Achtsamkeit ebenso wie umgekehrt die Konzeptionen von Achtsamkeit die körperlichen Settings gestalteten. In der indischen Tradition der achtsamkeitsbasierten Meditation entstand das Yoga und speziell das stille Sitzen, in der chinesischen kamen zahlreiche andere Körperkünste hinzu, die eher praktisch und interaktiv sind. In der westlichen wurde der Körper individualisiert und seine Spontaneität gefördert.

In der Welle der Achtsamkeit seit Ende der 1970er Jahre, die vor allem vom MBSR (Mindfulness-Based Stress Reduction) geprägt war, dominierten die externen und autoritären Praktiken. Sie sind in der Praxis anspruchsvoll und schwierig. Da sie aus spirituellen Traditionen stammen, die auch einen hierarchischen und elitären Zug haben, verlangen sie viel von den Teilnehmenden und ihren Körpern. Die Übungen sind strukturiert und eher lang. Das betrifft sowohl die Statik, die dem Körper zugemutet wird, als auch die Monotonie der Übungen. Die Spontaneität des Körpers spielte in den Anfängen des MBSR keine Rolle (heute reichert sich das MBSR mit vielen Varianten an). Viele Menschen waren und sind bereit, sich zumindest teilweise auf dieses Programm einzulassen, vielleicht gerade weil es so klar, strukturiert, leistungsorientiert und zeitlich begrenzt ist, dadurch auch leicht vermarktet und gelehrt werden kann. Demgegenüber waren frühere Angebote in Verlauf und Zeit vage, nicht manualisiert und zeitlich nicht begrenzt.

Wir haben in unserer achtsamkeitsbasierten Arbeit in Therapie und Beratung (Huppertz 2021) das pragmatische Setting eines begrenzten Gruppenprogramms aus der Dialektisch-behavioralen Therapie (DBT) übernommen. Die Achtsamkeitspraxis in der DBT war für uns wichtig, weil sie stark auf die Außenwelt orientiert und sehr kreativ ist. Es ist leicht, in dieses Programm neue Übungen zu integrieren. Dies gilt auch für die Arbeit mit dem Körper. Das DBT-Programm ist auf die Arbeit mit hyperemotionalen Patient:innen mit geringer Frustrationstoleranz und geringer psychischer Stabilität ausgelegt und bevorzugt entsprechend kurze, alltagsnahe, einfache und nach außen gerichtete Übungen. Solche Übungen sind sowohl in der Lage, über den Kontakt mit der Wirklichkeit das subjektive Erleben anzuregen und zu thematisieren als auch die Situation umsichtiger und ruhiger zu betrachten. Die Haltung der Achtsamkeit schafft dadurch mehr Spielräume und mehr Zeit, bevor in irgendeiner Weise reagiert wird oder auch nicht.

Wir haben das Konzept weiter flexibilisiert, für verschiedene Indikationen und nicht-therapeutische Anliegen weiterentwickelt (Huppertz 2021) und viele Übungen aus den verschiedenen Achtsamkeitstraditionen zusammengetragen oder selbst kreiert (Huppertz 2015). Dabei haben wir die Orientierung nach außen und insbesondere die Orientierung auf die Beziehung zu anderen Menschen, aber auch zur Natur und zu Objekten intensiviert. Die Arbeit in der Natur hat einen immer größeren Raum eingenommen (Huppertz/Schatanek 2021). Auch die Musik spielt eine wichtige Rolle, weil sie ebenfalls die Aufmerksamkeit auf einen äußeren Fokus und das Zusammenspiel von Subjekt und Objekt zu lenken vermag. Sie bringt außerdem vielfältige Gefühle ins Spiel.

Die Vielfalt der Übungen soll zum einen die Vielfalt der Anwendungsmöglichkeiten der Achtsamkeit im Leben verdeutlichen und in die Übungspraxis einbringen. Zum anderen betonen die Übungen je nach Indikation die spezifischen Aspekte der Achtsamkeit, die auf die jeweiligen psychotherapeutischen Herausforderungen antworten können und sollen (Kap. 4.6 in diesem Text „Achtsamkeitsbasierte körpertherapeutische Interventionen am Beispiel der Depression").

Informelle Übungen erleichtern es, im Alltag Achtsamkeit zu praktizieren und rücken das vielfältige Können des Körpers aus dem Hintergrund in den Vordergrund. Sie werden von den Patient:innen gut angenommen. Beispiele für informelle körperorientierte Achtsamkeitspraxis sind Übungen wie ein Stück des Weges achtsam gehen, atmen, achtsam Tee oder Kaffee zubereiten, zuhören, schwimmen, Hausarbeit, also alle routinemäßigen Tätigkeiten, die normalerweise keine besondere Aufmerksamkeit erfordern. Wir stärken durch die Erweiterung des Bewusstseins auf die selbstverständlichen Interaktionen die bewusste Wahrnehmung des Hintergrunds gegenüber dem oft problematischen Vordergrund. Das weckt ein Bewusstsein für die allgegenwärtige Verbundenheit mit der Umgebung, das Vertrauen in die Prozesse, die unser Leben möglich machen und manchmal auch ein Gefühl der Dankbarkeit.

Was unsere Arbeit von standardisierten Verfahren wie MBSR, MBCT und DBT unterscheidet, ist, dass wir Übungen bevorzugen, die den Teilnehmenden viel eigene Gestaltung überlassen. Wir legen Wert auf die individuellen, experimentellen, offenen und kreativen Aspekte der Achtsamkeit. Jede:r Teilnehmer:in soll Übungen finden und so gestalten, dass sie ihr oder ihm auf seinem oder ihrem Weg weiterhilft. Dazu ist es gut, wenn jede:r Teilnehmer:in die Übungen wählt, die ihm oder ihr leicht fallen und dadurch die intrinsische Absichtslosigkeit der Achtsamkeit gesichert wird. Anstrengung scheint uns vermeidbar und hinderlich für die Praxis, es sei denn, sie besteht nur darin, sich immer wieder an die Haltung der Achtsamkeit zu erinnern und sie immer wieder einzunehmen. Die Übungen sollen weder technisch noch auf andere Weise anspruchsvoll sein, damit die Aufmerksamkeit und die Energie nicht der Technik gelten, sondern der Haltung der Achtsamkeit, die wir immer wieder nach und zwischen den Übungen besprechen und diskutieren. Wir versuchen dadurch zu vermeiden, dass die Teilnehmer:innen etwas richtig machen wollen und sich mit der Frage beschäftigen, ob ihnen eine Übung gelingt. Die bei vielen Teilnehmer:innen vorhandene Neigung, Übungen komplizierter zu machen als sie sind und mit einer Leistungskomponente zu versehen, ist trotzdem beachtlich. Aber sich frei auf Musik zu bewegen (wir vermeiden bewusst das Wort „tanzen") oder auf eigene Weise akustisch oder als Paar (einer hat die Augen geschlossen und wird geführt) die Natur zu erkunden, ist relativ immun gegen die Tendenz, Achtsamkeitsübungen als Leistung und als Selbstoptimierung zu praktizieren.

Wir sprechen immer wieder diese Themen der Selbstoptimierung, des Leistungsdrucks, der überzogenen Anpassungsbereitschaft und der Tendenz, zu sehr die Verantwortung für das eigene Schicksal und das eigene Glück zu übernehmen, an, die zu den aktuellen Kritikpunkten an der Achtsamkeitsbewegung gehören. Wir versuchen ebenso zu fördern, dass die Teilnehmer:innen ihren verständlichen Wunsch, sich durch eine Übung unmittelbar besser zu fühlen, nicht festhalten. Was wir nicht fördern wollen: Ablenkung, Vermeidung, Konfliktscheue, Abwehr sog. „negativer Gefühle" und den Rückzug ins Private, alles mögliche unerwünschte Nebenwirkungen, vor denen gewarnt wird (Huppertz 2022). Die Haltung der Achtsamkeit kann durchaus zu einem beglückenden Lebensgefühl führen, aber dieses Gefühl entsteht eher beiläufig durch die Haltung selbst und nicht vorrangig durch die Inhalte, mit denen sie sich beschäftigt. Die Inhalte können und dürfen aversiv sein. Natürlich freuen wir uns, wenn Übungen den Teilnehmer:innen guttun. Vor allem aber praktizieren wir keine Übungen, die körperfeindlich sind. Das ist weder notwendig noch sinnvoll. Langes unbewegtes stilles Sitzen (mehr als zehn Min.) scheidet also ebenso aus wie Yogaübungen, die ungewöhnliche Positionen beinhalten, oder anspruchsvolle Atemübungen. Die Übungen sollen dem Körper entgegenkommen und der Körper soll nicht absichtlich in irgendeiner Weise verbessert werden. Alle Veränderungen, die von selbst entstehen, sind dagegen willkommen, weil sie die Absichtslosigkeit der Haltung schützen.

Das geht allerdings nicht so weit, dass wir spontanen Veränderungen auch eine wegweisende Funktion zuweisen. Der Körper verrät uns oft, was der:die Patient:in erlebt, fühlt, wünscht, aber er zeigt uns nicht zwingend gute Lösungen an, wie es oft im Rahmen humanistischer Therapien angenommen wird. Die „Selbstaktualisierungstendenz" (Rogers) beinhaltet eine zu generalisierte positive Bewertung, an die man eher glauben muss, als dass man sie belegen kann. Aus philosophischer Sicht handelt es sich um einen „dichten Begriff" (Williams 2011 [1985]), der eine beschreibende und bewertende Komponente enthält, die voneinander nicht zu trennen sind. In unseren alltäglichen Wahrnehmungs- und Denkmuster finden sich viele dichte Adjektive und Begriffe („freundlich", „großzügig", „grausam", „Hilfsbereitschaft" usw.). Wollte man diese Begriffe in eine deskriptive und eine bewertende Komponente zerlegen, würde man die Wahrnehmung mit ihren Folgen für den Alltag und das Gefühlsleben entscheidend verändern. Im Rahmen wissenschaftlicher Theoriebildung gilt aber eine Vermischung von „Sein" und „Sollen" wie im Falle der „Selbstaktualisierungstendenz" die Vermischung von „Selbstorganisation" und „positiver Entwicklung" als unzulässig. An dem Beispiel dieser Idealisierung des Körpers sieht man auch warum: Auch bösartige Tumoren oder Pandemien haben leider eine erfolgreiche Selbstorganisation. Wann der Körper weise ist und wann nicht, kann nur die diskursive Vernunft entscheiden.

4.5.1 Die Synergie von Körper und Achtsamkeit in Therapie und Beratung

Wenn wir verstehen, wieso das In-der-Welt-Sein immer auch ein körperlich-interaktives ist, dann wird auch rasch deutlich, warum der Körper für die Achtsamkeit so wichtig ist. Die Achtsamkeit interessiert sich sehr für die Wahrnehmung. Wahrnehmungen aller Art sind aber selbst Interaktionen mit der Umwelt. Sie bestehen einerseits aus subjektiven Erwartungen und Voreinstellungen, rezeptiven Möglichkeiten (Sinnesorganen), andererseits aus Informationen, Strukturen, Anforderungen („affordances", Gibson) sowie Anmutungen der Umwelt und Mitwelt – also der Wirklichkeit, die auf uns einwirkt. Die Haltung der Achtsamkeit soll in die Gegenwart führen (wenn auch nicht auf Kosten der Bedeutung der Vergangenheit und der Zukunft). Sie bezieht sich zudem zunächst auf das Erleben (wenn auch nicht auf Kosten des Denkens und Handelns). Achtsamkeitspraktiken sind daher oft sinnlich. Die Sinnlichkeit fällt in erster Linie in den Zuständigkeitsbereich des Körpers. Sinnliche Übungen erleichtern es uns, in der Gegenwart zu bleiben, denn um die Gegenwart zu verlassen, brauchen wir in der Regel symbolische Transportmittel wie Sprache oder innere Bilder. Das bedeutet nicht, dass körperliche Interaktionen nicht kulturell, sprachlich oder durch die gemeinsame oder individuelle Geschichte und Phantasie geprägt sind. Aber im Erleben sind körperliche Prozesse (sowohl Körperempfindungen als auch Interaktionen) unmittelbar und intuitiv. Das betrifft auch das oben erwähnte „Können", auch „tacit knowledge" (Polanyi) genannt, durch das wir immer schon mit der Umwelt und Mitwelt verbunden sind. Auf alle diese Weisen wirken die Haltung der Achtsamkeit und die Bewusstheit der körperlichen Dimension des Erlebens und Interagierens synergistisch.

4.5.2 Das Zusammenspiel innerer, äußerer und relationaler Achtsamkeit (eine Übungsanleitung)

Die folgende Übung (wir nennen sie „Flieger zu dritt") zeigt sehr schön das Zusammenspiel innerer, äußerer und relationaler Achtsamkeit:

Es braucht für diese Übung in der Regel drei Teilnehmende. Wenn dies nicht möglich ist, also z. B. die Anzahl der Gruppenteilnehmenden nicht durch drei teilbar ist, gibt es auch eine Variante für zwei Personen oder man bildet eine Gruppe mit vier Teilnehmenden und gibt ihnen ein anderes Timing. Wir beschreiben hier die Übung zu dritt:

Bevor die Übung durchgeführt wird, wird kurz der Ablauf erklärt und die Dauer der Übung. Bei drei Personen sind das insgesamt ca. 15–20 Minuten. Es wird Musik angeboten, wir arbeiten gerne mit Musik von Charlie Haden und Pat Metheny (bspw. „Beyond the Missoury Sky", Stücke 3, 9 und 13, dabei jeweils eine ähnliche Dauer ansteuern). Alle Beteiligten sollen bei dieser Übung eine achtsame Haltung einnehmen. Die Person im Zentrum muss sich nicht anstrengen, nicht mitbewegen, gegenbewegen oder „loslassen", sondern sie „wird bewegt" – soweit, wie sie das problemlos zulassen kann. Die beiden anderen Personen stehen jeweils seitlich von der mittleren Person und bewegen die Arme und Hände der mittleren Person. Sie achten dabei auf sich selbst, auf die beiden anderen und den Prozess. Dabei ist es wichtig, sich ebenfalls nicht anzustrengen, es geht nicht um Schönheit, Tanz, Synchronizität, oder ähnliches, es geht um einfache Bewegungen auf Musik und relationale Achtsamkeit.

Zunächst einigen sich die drei Personen darauf, wer als erste Person in der Mitte steht. Alle kommen der Reihe nach in diese mittlere Position. Als nächstes ist es hilfreich, kurz darüber zu sprechen, ob es bestimmte Stellen an Hand und Arm gibt, an denen jemand nicht angefasst werden möchte, oder ob es bestimmte Bewegungen gibt, die wegen bspw. körperlicher Einschränkungen oder Schmerzen etc. nicht gut möglich sind (wenn Hautkontakt ganz unerwünscht ist: Ärmel oder Tuch verwenden!). Die beiden anderen Teilnehmer:innen stellen sich links und rechts von der Person im Zentrum auf.

Am Anfang sind ein paar Minuten des Ankommens am Platz und bei der Atmung und im Körper hilfreich. Dann nehmen die beiden äußeren Personen jeweils einen Arm der mittleren Person und bewegen ihn langsam. Das kann synchron geschehen, muss aber nicht. Die Person in der Mitte kann die Augen schließen. Die beiden anderen verständigen sich ggf. ohne Worte. Alles geschieht schweigend. Nach ein paar Minuten wird die Musik ausgeblendet und die Personen kommen erst für sich eine Minute (oder so) auf ihrem Platz an, dann verständigen sie sich kurz, wer als nächstes in die Mitte geht, und die nächste Sequenz schließt sich sofort an. Und genauso für die letzte Sequenz.

Im Anschluss schlagen wir vor, wieder ca. eine Minute nachzuspüren. Dann findet zunächst ein Sharing zu dritt innerhalb der Kleingruppen statt. Im Anschluss kann ein Sharing und eine Besprechung der Übung in der Großgruppe erfolgen.

4.6 Achtsamkeitsbasierte körpertherapeutische Interventionen am Beispiel der Depression

Wir möchten am Beispiel der Prävention und der Behandlung der Depression kurz darstellen, warum die Haltung der Achtsamkeit selbst eine therapeutische und präventive Wirkung entfalten kann. Wir behandeln in den Gruppen sowohl akut depressiv erkrankte Menschen als auch Menschen, die eher eine Prävention weiterer Erkrankungen benötigen.

Das Hauptanliegen des gesamten Programms (in der Regel zwölf wöchentliche Sitzungen à zwei Stunden) ist, die Haltung der Achtsamkeit so zu vermitteln, dass die Betroffenen sie in ihrem Alltag selbstständig praktizieren können und auch anwenden können, wenn sie in Turbulenzen geraten und sich eine Wiedererkrankung anbahnt. Wir legen besonderen Wert auf Übungen, die dem gestörten Kontakt depressiver Menschen zur Umwelt und Mitwelt, der mangelnden Lebendigkeit, der geringen emotionalen und kognitiven Flexibilität, dem Grübeln, der fehlenden (Selbst-)Akzeptanz und der Verschlossenheit der Zukunft begegnen. Sie sollten dekonstruktiv, lebendig, sinnlich und emotional sein, körperliches Spüren erleichtern, Kontakt und halbstrukturierte oder freie Bewegung erlauben (Huppertz 2021). Wie alle skillsorientierten Arbeitsweisen sollen diese Gruppen zudem die Selbstwirksamkeit und den Austausch untereinander fördern. In späteren Sitzungen und den monatlichen

Fortsetzungsgruppen, die wir nach dem Basisprogramm anbieten, bekommt die Beratung bzgl. der Anwendung der Achtsamkeit in schwierigen Lebenssituationen immer mehr Raum.

Wir verfolgen mit der Vermittlung der Haltung der Achtsamkeit verschiedene, miteinander verbundene Ziele. In der folgenden Aufzählung konzentrieren wir uns auf die Ziele und Vorgehensweise in der Behandlung und Prävention der Depression, für die körperorientierte Achtsamkeitspraktiken besonders relevant sind:

- Bewertungen des eigenen Körpers und anderer Körper erkennen und in Frage stellen, ggf. spüren, beschreiben und achtsam neu bewerten
- Grübeln beenden können durch Sinnlichkeit
- Gefühle entwickeln durch körperliches Spüren und Kontakt (Menschen, Natur, Musik usw.)
- Selbstakzeptanz in Bezug auf Körper und Gefühle
- Selbstfürsorge, Unabhängigkeit fördern
- „Ich entscheide mich für/gegen" statt „ich sollte", Erkennen des inneren Kritikers, ihn akzeptieren, ohne ihm zusätzliche Energie zu geben
- Dekonstruktion und Kreativität: neue Bewegungen ausprobieren, improvisieren
- Wahrnehmungsdeutungen („Frieren", „Schmerzen", Leistungserwartungen) in Frage stellen
- Gegenwärtigkeit durch Wahrnehmen und Spüren gegenüber der Vergangenheit und den negativen Erwartungen an die Zukunft stärken, damit die Gegenwart als Ressource und die Zukunft wieder als offen erlebt werden kann
- weite Achtsamkeit, um die Problemtrance zu relativieren
- auf Kontakt, Interaktion, Verbundenheit achten
- die gefühlvollen Aspekte der Achtsamkeit spürbar machen: Vertrauen, Dankbarkeit, Leichtigkeit, Verbundenheit, Daseinsfreude

4.7 Indikationen und Kontraindikationen

Im Rahmen von Psychotherapie und Beratung sollten wir uns auch immer der Grenzen und Kontraindikationen bewusst sein. Durch den „hype" um das Konzept in den letzten Jahren war durchaus auch zu beobachten, dass Achtsamkeitsübungen mit dem Gießkannenprinzip über alle Patient:innen und bei allen Indikationen verteilt wurden. Das ist nicht sinnvoll: Bei vielen Angststörungen stellen expositionsbasierte Verfahren in der Verhaltenstherapie nach wie vor die State of the Art-Behandlung dar, und sollten auch nach

Möglichkeit und Indikation durchgeführt werden. Das Rational der Konfrontation in der Kognitiven Verhaltenstherapie und das Rational der Achtsamkeit passen nur bedingt zusammen: Während ich in der Konfrontationstherapie gezielt angstauslösende Situationen oder Stimuli aufsuche bei gleichzeitiger Unterbindung des Sicherheitsverhaltens, will Achtsamkeit nur das wahrnehmen, was gerade geschieht. Dies kann durchaus die Arbeit mit Exposition erleichtern (Bohus / Huppertz 2006). Wer Achtsamkeit praktiziert, ist eher in der Lage, sich mit widrigen Umständen und Herausforderungen zu konfrontieren. Bewusste Akzeptanz dessen, was gerade geschieht, ist ein wesentlicher Bestandteil der Haltung der Achtsamkeit und mindert Angst, die sich ja immer auf die Zukunft bezieht, auf realistische Weise. Achtsamkeitsübungen sollten aber die funktionalen Auseinandersetzungen mit Problemen nicht abschwächen. Wir wissen, dass Exposition dann besonders erfolgreich ist, wenn die damit verbundenen Gefühle nicht aktiv abgeschwächt werden, sondern habituieren. Im Rahmen von Konfrontationstherapien führen wir Patient:innen deswegen immer wieder in die Exposition und verstärken dabei sogar die Gefühle aktiv.

Die Arbeit mit Achtsamkeit kann gezielte Expositionen nicht ersetzen. Achtsamkeitsübungen können zudem als Escape-Strategien, Ablenkung oder Vermeidungsstrategien verwendet werden. Dies wird bspw. in der Psychotherapieleitlinie für Soziale Phobie (NICE 2013) deutlich gemacht: „1.6.3 Do not routinely offer mindfulness-based interventions or supportive therapy to treat social anxiety disorder." Achtsamkeit kann es vermeidenden Patient:innen „erlauben", notwendige Entscheidungen und Veränderungen aufzuschieben und sich „erst einmal" mit sich selbst zu beschäftigen. Weitere vermeidbare unerwünschte Wirkungen der Achtsamkeitspraxis, z. B. bei narzisstischen oder perfektionistischen Patient:innen, irreführende Verstärkungen des Zeitgeists der Selbstoptimierungen, verbunden mit übertriebenen Selbstzuschreibungen, sowie vermutliche unvermeidbare Nebenwirkungen wie erhöhte Sensibilität, haben wir andernorts beschrieben (Huppertz 2022).

Ein weiterer zu bedenkender Punkt ist, dass innere Achtsamkeit immer auch eine Form von Exposition darstellt (mit sich selbst: eigenen Gedanken, Gefühlen, Verhaltensimpulsen). Gerade Menschen mit einer massiven Selbstablehnung oder massiven Ängsten werden dann genau mit dem konfrontiert, was sie im Alltag mehr oder weniger versuchen zu vermeiden: ihre Ungeduld, Langeweile, ihre eigenen Invalidierungen und Selbstabwertungen, angstbesetzte Gedanken und Körpersensationen. Das ist grundsätzlich kein Problem, sollte aber behutsam begleitet werden. Bei Patient:innen mit Traumafolgestörungen können Intrusionen und Flashbacks ausgelöst werden. Aus diesem Grund ist es wichtig, nicht ohne kognitive Vorbereitung oder zu früh mit längeren, ausschließlich nach innen gerichteten Achtsamkeitsübungen zu beginnen. Es reicht meist, die Patient:innen direkt zu fragen: Sie wissen in der Regel, ob sie solche Übungen schon machen können/wollen (Gunia/Saurgnani 2023).

4.8 Einige praktische Vorschläge für die achtsame Körperpraxis

Die achtsame Körperpraxis sollte

- bewusst den Weg über die Haltung der Achtsamkeit nehmen,
- technisch anspruchslos sein, möglichst keine Anstrengung erfordern,
- die Neigung der Patient:innen, sich unter Leistungsdruck zu stellen, immer wieder ansprechen und mit einem „und“ zu den Vorschlägen zurückführen bzw. zurückkehren,
- Übungen einbeziehen, die Kontakt und Interaktion verdeutlichen,
- wenn möglich, die Achtsamkeit auf die Außenwelt, auf innere Prozesse und auf die Interaktion miteinander verbinden,
- die Aufmerksamkeit auf unser allzu selbstverständliches körperliches Können lenken,
- sich auf die Gegenwart beziehen und dabei für ihre Vielfalt und ihre Möglichkeiten offen sein,
- vielfältige Übungen vorschlagen und ein wenig experimentell sein, die individuelle und kreative Gestaltung der Übungen und der informellen Praxis unterstützen,
- möglichst non-direktiv anleiten, eher Spielräume eröffnen als für die einzelnen Übungen Ziele vorgeben (abgesehen von dem Ziel, die Haltung der Achtsamkeit und ihre Anwendungsmöglichkeiten kennenzulernen),
- die Möglichkeit freistellen, mit offenen oder geschlossenen Augen zu arbeiten,
- für die Anleitung keine Entspannung oder tranceinduzierende Stimme modulieren oder betont langsam oder ruhig sprechen. Stattdessen eine normale, wache und präsente Stimmlage wählen,
- keine komplizierten Worte/Übungen oder Fremdworte benutzen. Stattdessen: einfache Formulierungen, die jede:r versteht,
- zu lange oder zu kurze Pausen vermeiden; in Abhängigkeit von der Erfahrung und der Stabilität der Teilnehmer:innen brauchen sie zunehmend weniger Anleitung und können längere Pausen und auch längere Übungen gut vertragen,

- weite (nicht-fokussierte) Achtsamkeit einbeziehen,
- die Achtsamkeit als Lebensgefühl spürbar machen.

4.9 Zusammenfassung und Diskussion

Achtsamkeitsbasierte körpertherapeutische Interventionen bewegen sich zwischen den Polen extern angeleiteter Übungen, die die Achtsamkeit befördern und manchmal gleichzeitig den Körper gezielt beeinflussen sollen und solchen, die sich aus dem individuellen therapeutischen Prozess ergeben, ihn verdichten, inszenieren, katalysieren usw. Wir schlagen einen pluralistischen Weg vor: Neben stark strukturierten Übungen arbeiten wir mit Übungen, die weitgehend nondirektiv sind und den Teilnehmer:innen Raum lassen, den experimentellen Raum zu nutzen, den die Achtsamkeit kreiert.

Die Arbeit mit dem Körper und die Haltung der Achtsamkeit wirken synergistisch, wenn die Übungen einfach und körperfreundlich sind und technisch keine Aufmerksamkeit beanspruchen. Sie sollten die sinnliche, gegenwartsbezogene Begabung des Körpers nutzen und fördern. Diese Praxis sollten ohne Anstrengung möglich sein und damit die intrinsische Absichtslosigkeit der Achtsamkeit fördern.

Betrachtet man den Körper als wesentlich interaktiven, so bieten sich durch die körperorientierte Übungspraxis viele Möglichkeiten, die Achtsamkeit auf die Umwelt und die Mitwelt mit der Achtsamkeit, sowohl auf die eigenen Empfindungen und mentalen Prozesse als auch mit der Achtsamkeit auf das Beziehungsgeschehen, zu verbinden.

In der informellen Praxis kann das selbstverständliche, intuitive Können vom Hintergrund in den Vordergrund gerückt und Probleme können in einen weiteren Kontext gestellt werden. Die körperorientierte Achtsamkeitspraxis kann Gefühle entstehen lassen, die in schwierigen Lebenssituationen weit entfernt scheinen. Solche Gefühle sind eine wichtige und therapeutisch bedeutsame Dimension der Haltung der Achtsamkeit: Vertrauen und Selbstvertrauen, Dankbarkeit, Verbundenheit, ein Gefühl der Befreiung und Offenheit, Leichtigkeit und Daseinsfreude.

4.10 Literatur

Blanck, P., Perleth, S., Heidenreich, T., Kröger, P., Ditzen, B., Bents, H., Mander, J. (2018): Effects of Mindfulness Exercises as Stand-Alone Intervention on Symptoms of Anxiety and Depression: Systematic Review and Meta-Analysis. Behavior Research and Therapy 102, 25–35, DOI: 10.1016/j.brat.2017.12.002

Bohus M., Huppertz, M. (2006): Wirkmechanismen achtsamkeitsbasierter Psychotherapie. Zeitschrift für Psychiatrie, Psychologie und Psychotherapie 54, 265–276

Downing, G. (1996): Körper und Wort in der Psychotherapie: Leitlinien für die Praxis. Kösel, München

Fingerhut F., Hufendiek J. (2013): Philosophie der Verkörperung. Grundlagentexte zu einer aktuellen Debatte. Suhrkamp, Frankfurt a. M.

Gunia H., Saurgnani S. (2023): Training sozialer Kompetenzen in der Gruppe: Ein Praxisleitfaden. Hogrefe, Göttingen

Huppertz, M. (2015): Achtsamkeitsübungen. Experimente mit einem anderen Lebensgefühl. 99 Anleitungen für die Praxis. Junfermann, Paderborn

Huppertz, M. (Hg.) (2021): Achtsamkeitsbasierte Therapie und Beratung. Zur Anwendung von Achtsamkeit in verschiedenen psychosozialen Kontexten. Mabuse, Frankfurt

Huppertz, M. (2022): Die Kunst da zu sein. Häufig, selten und nie gestellte Fragen zur Achtsamkeit. Mabuse, Frankfurt

Huppertz, M., Schatanek, V. (2021): Achtsamkeit in der Natur. 101 naturbezogene Achtsamkeitsübungen und theoretische Grundlagen. Junfermann, Paderborn

Jacoby, H. (2004) [1945]: Jenseits von „Begabt“ und „Unbegabt“. Heinrich Jacoby/Elsa Gindler-Stiftung, Christians-Verlag, Hamburg

Langlotz-Weis, M. (2019): Körperorientierte Verhaltenstherapie. Ernst Reinhardt, München

NICE (2013): Social Anxiety Disorder: Recognition, Assessment and Treatment. Clinical Guideline. NICE guideline CG 159

Van Dam, N. T., Van Vugt, M. K., Vago, D. R., Schmalzl, L., Saron, C. D., Olendzki, A., Meissner, T., Lazar, S., Kerr, C., Gorchov, J., Fox, K., Field, B. A., Britton, W., Brefczynski-Lewis, J., Meyer, D. E. (2018): Mind the Hype: A Critical Evaluation and Prescriptive Agenda for Research on Mindfulness and Meditation. Perspectives on Psychological Science 13 (1), 36–61, doi: 10.1177/1745691617709589

Williams, B. (2011) [1985]: Ethics and the Limits of Philosophy. Routledge, London

5 Arbeiten mit dem Körper in der Dialektisch Behavioralen Therapie

von Ilona Brokuslaus und Torsten Welke

5.1 Einleitung

In der langjährigen Arbeit mit Patient:innen mit bordelinetypischen Symptomen entwickelten wir in der Abteilung für Psychiatrie und Psychotherapie der Universitätsklinik Freiburg seit 1995 ein körpertherapeutisches Behandlungsprogramm. Dieses ist nicht als alleinstehendes Modul, sondern immer eingebettet in das Gesamtkonzept der DBT (Dialektisch Behaviorale Therapie nach Marsha Linehan) zu sehen.

Die Körpertherapeut:innen sind selbstverständlich in das therapeutische Team integriert und orientieren sich inhaltlich am Behandlungsfokus, wie er vom Einzeltherapeuten zusammen mit der Patientin entwickelt wird. Die Patient:innen werden beim Trainieren und der Umsetzung im Alltag vom Pflegepersonal unterstützt.

Heute ist neben der Körpereinzeltherapie – auf Wunsch der Patient:innen – eine Körperskillsgruppe Teil dieses Moduls.

Der Schwerpunkt der Körperskillsgruppe liegt auf der Vermittlung von körperbezogenen Skills, die sich inhaltlich an den Symptomen der Patient:innen orientieren: Stresstoleranz, Antidissoziation und zwischenmenschliche Fertigkeiten.

5.2 Theorie

Die Patient:innen nehmen mit Erreichen der Behandlungsstufe II an der wöchentlich stattfindenden Körperskillsgruppe teil. Das sind bei einem zwölfwöchigen stationären Aufenthalt neun Termine. Die zu vermittelnden Inhalte sind auf acht Termine ausgerichtet, da die Erfahrung im klinischen Alltag zeigt, dass die Patient:innen an mindestens einer Stunde nicht teilnehmen. Die modular orientierten Hauptthemen werden in folgender Reihenfolge wiederkehrend angeboten:

ST Anti-Diss. ZM ST ZM ST Anti diss. ZM
ST: Stresstoleranz-Skills
Anti-Diss.: Antidissoziative Skills
ZM: Zwischenmenschliche Fertigkeiten

Die Festlegung auf den jeweiligen Stundeninhalt wird flexibel gehandhabt und je nach Hauptsymptomatik der anwesenden Patient:innen bestimmt.

Jede Körperskillsgruppe folgt einem klar festgelegten Ablauf. Die Regeln für die Gruppe werden vorab erklärt: Absagen bei Nichtteilnahme, Pünktlichkeit, Verlassen der Gruppe nur nach Absprache, Mitbringen des persönlichen Notfallkoffers, Beachten der eigenen Grenzen (körperlich / emotional).

Schwierigkeiten werden so schnell wie möglich geklärt oder es wird an die Einzeltherapie verwiesen.

1 *Begrüßung*
   - Nennung des Themas der Stunde
   - Besprechung von eventuellen Hausaufgaben
   - Vorstellung des Ablaufs der Gruppe
2 *Warm up:* In der Aufwärmphase sollen die Patient:innen in Bewegung kommen. Auf funktionell-organischer Ebene werden die allgemeinen Körperfunktionen wie Atmung, Kreislauf und Verdauung angeregt. Die Aufmerksamkeit auf die Situation wird gesteigert, da über die verschiedenen Sinnessysteme die Wahrnehmung auf die Bewegung im Raum, in der Gruppe, auf den eigenen Körper und den Umgang mit verschiedenen Materialien gerichtet wird. Obwohl in der Körperskillsgruppe keine interaktiven Gruppenprozesse forciert werden, fördert das gemeinsame Bewegen in der Gruppe eine veränderte Grundstimmung für den Verlauf der weiteren Stunde.
   Verschiedene Erklärungsmodelle weisen zudem auf eine Steigerung der Befindlichkeit und eine Reduktion negativer Stimmungszustände bei sportlicher Betätigung hin (Schwenkmetzger 2001).
3 *Achtsamkeitsübung:* Bewegungsspiel oder -übung, die einen höheren Wachheits- und Konzentrationsgrad bewirken kann. Der Fokus liegt auf körperlichen, spielerischen Aufgaben, die Reaktionsfähigkeit, Koordination oder Gleichgewicht erfordern (konzentriert, nicht wertend, wirkungsvoll).
4 *Hauptthema:* Im Hauptteil der Stunde werden drei bis vier konkrete Skills des jeweiligen Hauptthemas vermittelt und praktisch geübt. Die Thera-

peut:innen besprechen zusammen mit den Patient:innen die Bedeutung des jeweiligen Schwerpunktthemas. Die Einbindung von eigenen Erfahrungen der Therapeut:innen und Patient:innen ist ein wichtiger Bestandteil der Didaktik, da persönliches oft besser verinnerlicht wird als abstraktes Wissen. Es wird Bezug auf den individuellen Alltag der Patient:innen genommen, wie sie die Skills konkret integrieren/anwenden können.

5 *Abschluss:* Ein wiederkehrendes Abschlussritual (z.B. Windmühlenatmung) beendet die Stunde, es wird bewusst auf eine Befindlichkeitsrückmeldung verzichtet.

Ziel des Körperskillstrainings in der Einzel- und Gruppentherapie ist es, am Ende des stationären Aufenthalts einen individuell zusammengestellten „Notfallkoffer" mit wirkungsvollen Skills und Skillsketten zu haben. Die Skills sollten trainiert und in „Selbstinstruktion" angewendet werden. Hierbei werden die Patient:innen vom gesamten Team unterstützt.

5.3 Praktische Übungen und konkrete Anleitungen

5.3.1 Warm-up (Beispiele)

Klatscher im Kreis

Material: Die eigenen Hände.
Anzahl der Teilnehmerinnen: 6–30

Instruktionen:

- Ausgangsstellung: Kreisformation
- Der Klatscher wird so schnell wie möglich nach rechts im Kreis weitergegeben. Dabei wird die Richtung mit klarer Körpersprache betont, indem man sich der jeweiligen Nachbarin im Kreis deutlich zuwendet.
- Nach mehreren Durchgängen gibt die Gruppenleitung den Klatscher nach links durch den Kreis. Auch hierbei wird der Klatscher so schnell wie möglich und mit deutlicher Körpersprache an die Kreisnachbarin weitergegeben.
- Nach einigen Durchgängen kann jede Teilnehmerin im Kreis die Richtung wechseln, was sie durch deutliche Hinwendung zur jeweiligen Kreisnachbarin anzeigt.

Hinweis: Es handelt sich um ein Reaktionsspiel, d. h. die Hände werden möglichst schon klatschbereit gehalten, um so schnell wie möglich reagieren zu können!

Variationen:

a Dasselbe Übungsprinzip ist mit Fußstampfen möglich: Nach rechts stampft der rechte Fuß, nach links der linke Fuß. Diese Variante ist schwieriger, weil der Richtungswechsel eine Gewichtsverlagerung erfordert.

b „Klatscher" und „Stampfer" zusammen werden nach rechts oder links weitergegeben.

c Der Klatscher wird quer durch den Kreis weitergegeben. Diese Variante ist deutlich schwieriger. Die den Klatscher Weitergebende signalisiert durch Blickkontakt und Körpersprache, an wen aus dem Kreis sie das Klatschsignal weitergeben möchte. Es geht nicht darum, die anderen zu überraschen! Alle Teilnehmerinnen im Kreis sind „online" und offen für Blickkontakt und Empfang des Klatschsignals.

5.3.2 Achtsamkeitsübungen (Beispiele)

Contras klatschen

Instruktionen:

- Sie stehen sich zu zweit gegenüber.
- Einer von Ihnen ist die Taktgeberin und klatscht in der Waagerechten. Die andere klatscht senkrecht in die Zwischenräume (!).
- Die Taktgeberin kann das Tempo langsam steigern, aber nur so weit, dass die andere noch folgen kann.

Hinweis: Ziel der Übung ist nicht, „sein eigenes Ding durchzuziehen", sondern sich aufeinander einzustellen.

Victory / Kreis

Instruktionen:

- Bilden Sie mit Zeige- und Mittelfinger der linken Hand ein Victory-V, mit Zeigefinger und Daumen der rechten Hand einen kleinen Kreis.
- Und jetzt wechseln: Nun bilden Daumen und Zeigefinger der linken Hand ein O und Zeige- und Mittelfinger der rechten Hand ein V.
- Wechseln Sie so schnell wie möglich hin und her.

Die betenden Hände

Hilfsmittel: keine
Anzahl der Teilnehmer:innen: unbegrenzt

Instruktionen:

- Nehmen Sie einen aufrechten Sitz oder Stand ein.
- Falten Sie die Hände ineinander wie beim Beten. Schauen Sie die Hände dabei nicht an. Dies ist eine Position, die wir – auch wenn wir nicht beten – oftmals einnehmen, um die Hände zu wärmen oder wenn wir uns konzentrieren.
- Spüren Sie nach, wie sich Ihre Hände anfühlen. Wenn Sie wollen, können Sie dazu die Augen schließen. Spüren Sie die Fingerkuppen auf den Handrücken? Gibt es Stellen, an den Händen, die mehr Kontakt zueinander haben als andere? Gibt es Stellen, die wärmer oder kälter sind? Spüren Sie, welcher Daumen obenauf liegt?
- Entfalten Sie die Hände wieder und falten Sie sie dieses Mal so ineinander, dass der andere Daumen obenauf liegt.
- Spüren Sie nach, wie sich die Hände jetzt anfühlen: Fühlen Sie sich anders an als vorhin? Spüren Sie die Fingerkuppen auf den Handrücken? Gibt es Stellen, die mehr Kontakt zueinander haben als andere?

Hinweis: Die „betenden Hände" sind eine gute Übung, um körperlich erfahrbar zu machen, was sich gewohnt und was sich ungewohnt anfühlt und wie schnell wir mit Bewertungen (v.a. des Ungewohnten) sind.

5.3.4 Stresstoleranz-Skills (Beispiele)

Fuß-Gashebelatmung

Instruktionen:

- Nehmen Sie eine aufrechte Sitzhaltung ein. Sitzen Sie dazu auf den Sitzbeinhöckern und richten Sie die Wirbelsäule auf (als würde ein unsichtbarer Faden vom obersten Scheitelpunkt senkrecht zur Decke hinziehen).
- Richten Sie die Aufmerksamkeit auf die Atmung.
- Beim nächsten Einatmen heben Sie die rechte Fußspitze an, die Ferse bleibt dabei am Boden (!).
- Beim Ausatmen senken Sie die Fußspitze wieder auf den Boden ab.
- Und nun begleitet die Bewegung synchron die Atmung: Einatmen → Fußspitze hochziehen/Ausatmen → Fußspitze senken.

- Wiederholen Sie die Übung 10–15mal.

Varianten:

- Man kann die Übung auch mit dem linken Fuß oder beiden Füßen machen.
- Die Übung kann auch im Stehen durchgeführt werden.

Hinweise:

- Die Sitzbeinhöcker sind die knöchernen Strukturen am unteren Ende des Beckens. Auf einer härteren Sitzfläche sind die Knochen unterhalb der Gesäßmuskulatur gut fühlbar. Wenn man Probleme hat, die Knochen wahrzunehmen, kann man im Sitzen die Handflächen unter das Gesäß nehmen und das Becken kippen und aufrichten. Dabei sind die Sitzbeinhöcker in der Regel deutlich zu spüren.
- Das Ein- und Ausatmen während der Übung geschieht möglichst durch die Nase.
- Manche Menschen wippen ausdauernd und meist unbewusst mit einem oder beiden Beinen. Wenn die Ferse keinen Bodenkontakt hat, läuft die rhythmische Kontraktion des Gastrocnemius (Zwillingswadenmuskel) bei ihnen wie automatisiert ab, was in sozialen Situationen äußerst auffällig sein kann. Das bewusste flächige Aufsetzen der Füße auf den Boden stoppt diesen Automatismus und ist zudem die Grundlage einer aufrechten Sitzhaltung.
- Der Skill ist leise und ohne Hilfsmittel durchführbar. Es handelt sich um einen sogenannten „heimlichen Skill".

Schnüffelatmung

Instruktionen:

- Nehmen Sie einen aufrechten Stand ein, die Füße stehen hüftbreit auseinander. ODER: Nehmen Sie eine aufrechte Sitzhaltung ein (siehe Atemübung 1 „Fuß-Gashebelatmung").
- Legen Sie beide Hände auf den Bauch.
- Beim nächsten Einatmen stellen Sie sich vor, Sie hätten statt einer großen Atemportion fünf kleine Portionen, die Sie durch die Nase „schnüffelnd" einatmen.
- Atmen Sie durch die Nase in einem Zug wieder aus.
- Kurze Pause.
- Atmen Sie erneut in fünf Portionen durch die Nase „schnüffelnd" ein.
- Wiederholen Sie die Übung 10-15mal.

Hinweise:

- Durch das „Schnüffeln" gerät das Zwerchfell in Bewegung. Mit den Händen spürt man am Bauch die rhythmischen Kontraktionen.
- Die Schnüffelatmung ist eine beliebte Aufwärmübung beim Chorsingen, um das Zwerchfell zu lockern.
- Mundboden, Zwerchfell und Beckenboden sind die queren Muskeln im Körper und untereinander verbunden. Wenn ich für eine Lockerung der Zwerchfellmuskulatur sorge, hat das auch eine entspannende Wirkung auf die Mund- und die Beckenbodenmuskulatur.

Die überkreuzte Koordination

Material: keines
Ausgangsstellung: Hüftbreiter Stand

Instruktionen:

- Ihr gebeugter *linker* Arm geht nach unten und Ihr gebeugtes *rechtes* Bein nach oben, so dass sich linker Ellbogen und *rechtes* Knie vor dem Körper annähern oder berühren.
- Seitenwechsel: Nun geht Ihr gebeugter rechter Arm nach unten und Ihr gebeugtes *linkes* Bein nach oben, so dass sich rechter Ellbogen und *linkes* Knie vor dem Körper annähern oder berühren.
- Wiederholen Sie die vor dem Körper gekreuzten Bewegungen zehnmal im Wechsel. Atmen Sie währenddessen weiter.
- Nun geht Ihr gebeugter *rechter* Arm nach unten und das gebeugte *rechte* (!) Bein nach oben, so dass sich rechter Ellbogen und rechtes Knie annähern bzw. berühren.
- Und Seitenwechsel: Nun nähern oder berühren sich *linker* Ellbogen und *linkes* Knie.
- Wiederholen Sie diese Abfolge der gleichseitigen Bewegungen zehnmal. Atmen Sie währenddessen weiter.
- Und nun kombinieren Sie drei bis fünf Minuten lang beide Bewegungsabläufe: Kreuzen–Kreuzen–Gleich(seitig)–Gleich(seitig).

Erweiterte Variante:
Der Ablauf ist wie oben, aber nach dem Kreuzen-Kreuzen-Gleich-Gleich vor dem Körper, wird das Gleiche hinter dem Körper ausgeführt:

- Die linke Ferse wird Richtung Gesäß gezogen, die rechte Hand berührt die Ferse. (Kreuzen)

- Seitenwechsel: Die rechte Ferse wird Richtung Gesäß gezogen, die linke Hand berührt die Ferse. (Kreuzen)
- Nun berühren sich linke Ferse und linke Hand hinter dem Körper, dann rechte Ferse und rechte Hand. (Gleich-Gleich)
- Die Abfolge der gekreuzten und gleichseitigen Bewegungen hinter dem Körper wird zehnmal wiederholt: Kreuzen-Kreuzen-Gleich(seitig)-Gleich(seitig).
- Zum „großen Finale“ werden beide Abläufe (vor und hinter dem Körper) kombiniert: Vorne kreuzen-kreuzen-gleich-gleich – Hinten kreuzen-kreuzen-gleich-gleich usw.

Hinweis:

- Die Übung stammt ursprünglich aus der Kinesiologie. Dort dient sie der Integration beider Gehirnhälften.
- Durch die herausfordernde koordinativ-motorische Aufgabe und das Halten des Gleichgewichts können negative Gedankenspiralen effektiv unterbrochen werden. Insofern handelt es sich hierbei um einen *Gedankenstopp-Skill*.
- Es handelt sich außerdem um eine Körperwahrnehmungsübung, weil man sich zu ihrer Durchführung an den über den Körper vermittelten Informationen orientieren muss und die Bewegungskontrolle über den Sehsinn nur eine untergeordnete Bedeutung hat.

5.3.5 Antidissoziative Skills

Zehenstände („Wadenbeißer“)

Material: keines
Ausgangsstellung: Hüftbreiter Stand, Knie sind deblockiert

Instruktionen:

- Lassen Sie Ihre Arme locker an den Seiten herunterhängen.
- Ziehen Sie Ihre Fersen langsam nach oben, bis Sie nur noch auf den Fußzehen stehen. Senken Sie die Fersen dann langsam wieder ab, bis sie ca. einen Zentimeter über dem Boden sind. Atmen Sie währenddessen weiter.
- Gehen Sie erneut langsam in den Zehenstand.
- Machen Sie nach Möglichkeit dreimal zehn Durchgänge.

Variante:

- Gehen Sie beim Einatmen langsam in den Zehenstand. Nehmen Sie dabei gleichzeitig die Arme gestreckt vor dem Körper in Richtung Decke. Der Blick

folgt den Händen. Dies führt zu einer starken Aktivierung des Gleichgewichts.
- Gehen Sie beim Ausatmen zurück in die Ausgangsstellung.
- Synchronisieren Sie Atmung und Bewegung in ihrem individuellen Atemrhythmus.

Hinweise:
- Bei Gleichgewichtsproblemen kann die Übung in der Nähe einer Wand ausgeführt werden, um sich ggf. abstützen zu können.
- Je langsamer die Zehenstände ausgeführt werden, desto anstrengender und wirkungsvoller ist die Übung aufgrund der exzentrischen Muskelaktivität, d. h. in diesem Fall durch das gebremste Absenken der Fersen Richtung Boden.
- Durch die intensive Muskelarbeit (Muskelpumpe der Wade) kann es zu einem ischämischen Schmerz in der Wadenmuskulatur kommen, der die Orientierung auf die Gegenwart lenkt. Dieser bei Zehenständen typische Schmerzreiz hat dem Skill auch seinen Namen gegeben („Wadenbeißer").
- Am Folgetag könnte Muskelkater in der Wadenmuskulatur spürbar sein.

Effekte des Skills:
- Die durch die Übung bewirkte Aktivierung der Oberflächen- und Tiefenrezeptoren und des Gleichgewichtsorgans kann zum Auflösen dissoziativer Phänomene beitragen.
- Durch die Muskelaktivität werden Stresshormone „abgearbeitet" und Anspannungszustände können reduziert werden.

Der Elefant

Material: keines
Ausgangsstellung: Hüftbreiter Stand. Die Knie sind deblockiert. Die Arme hängen locker neben dem Körper nach unten.

Instruktionen:
- Ihre Augen bleiben während der Übung die ganze Zeit geöffnet!
- Lassen Sie Ihr Kinn langsam auf das Brustbein sinken. Rollen Sie dann Wirbel für Wirbel weiter nach unten, bis Ihr Oberkörper nach unten „durchhängt". Lassen Sie Arme, Kopf und Schultern baumeln. Lösen Sie den Kiefer. Die Arme hängen locker pendelnd Richtung Boden wie der Rüssel eines Elefanten – daher hat der Skill seinen Namen.
- Bleiben Sie drei Atemzüge lang in dieser Stellung.

- Richten Sie sich nun Wirbel für Wirbel wieder auf. Der Kopf wird ganz zum Schluss aufgerichtet.
- Wiederholen Sie den Übungsablauf noch zweimal.

Hinweise:

- Ein leichter Schwindel während der Übung ist normal. Er vergeht in der Regel schnell wieder.
- Eine Metapher für das Prinzip der orthostatischen Umkehr ist die Schneekugel, in der alles „in Wallung" gerät, wenn sie umgedreht wird.
- Wenn die Patientin dazu in der Lage ist, kann sie auch einen Kopfstand oder einen Handstand machen. Das Prinzip der orthostatischen Umkehr gilt auch hier.

Effekte des Skills:

- Durch die orthostatische Umkehr (Kopf hängt nach unten) wird das Körpersystem irritiert und das Gehirn muss sich neu orientieren. Außerdem wird der Kreislauf angeregt.
- Die Schulter- und Nackenmuskulatur kann sich durch die Übung lockern

Trippel-Dreh

Material: keines
Ausgangsstellung: Hüftbreiter Stand. Die Arme sind in Schulterhöhe nach vorne ausgestreckt.

Instruktionen:

- Machen Sie schnelle Trippelbewegungen mit den Füßen auf der Stelle, so als wollten Sie losrennen, aber kämen nicht vom Fleck. Das Gewicht ist dabei vor allem auf dem Vorfuß.
- Drehen Sie Ihren Oberkörper mit den gestreckten Armen locker nach rechts. Der Kopf dreht dabei mit. Die Augen folgen der Drehrichtung. Trippeln Sie während des Drehens weiter auf der Stelle.
- Drehen Sie Ihren Oberkörper mit den gestreckten Armen nun locker nach links. Der Kopf dreht mit und die Augen folgen der Drehrichtung. Und wieder nach rechts drehen.
- Weiteratmen nicht vergessen.
- Trippeln und drehen Sie ca. zwei Minuten lang.

Hinweise:

- Die Übung kann leichten Schwindel verursachen.

- Die Übung ist sehr anstrengend und ihre Durchführungsdauer vom individuellen Fitnesszustand abhängig. Eventuell kann zwischendurch kurz pausiert und dann ein weiterer Trippel-Dreh-Durchgang gemacht werden.

Effekte des Skills:

- Es handelt sich um eine koordinativ komplexe Übung mit Beteiligung des Gleichgewichtsorgans, die antidissoziativen Freezing-Zuständen entgegenwirkt. Auch die häufigen Augenbewegungen zur Orientierung im Raum wirken antidissoziativ.
- Die motorische Aktivierung und die deutliche Veränderung der Vitalparameter (Erhöhung von Atem- und Herzfrequenz) kann Anspannungszustände reduzieren. Das vegetative Nervensystem ist durch die Bewegung aktiviert, Stresshormone werden abgebaut.

5.3.6 Zwischenmenschliche Skills (Beispiele)

Körperhaltung im Sitzen

Material: keines
Ausgangsstellung: Sitzend

Instruktionen:

- Die Füße haben Bodenkontakt und stehen unter den Knien, so dass Gewicht auf den Füßen ist. Die Hüften sind dadurch frei und werden nicht durch die Muskulatur gehalten. Außerdem hemmt dies die bei mancher Patientin zu beobachtende „Fußwippe" oder „Nähmaschine", ein reflexhaftes „Wippen" der Fersen.
- Beide Pobacken haben Kontakt mit der Sitzfläche. Die Sitzbeinhöcker sind spürbar.
- Die Wirbelsäule ist aufgerichtet.
- Auch das Brustbein ist leicht aufgerichtet (wie oben beim Stehen).
- Die Schultern breit öffnen (d.h. nach außen rotieren), so dass der Brustkorb weit wird.
- Die Halswirbelsäule befindet sich in Verlängerung der Wirbelsäule und trägt den Kopf, der somit frei und beweglich ist.
- Der Blick geht nicht nach unten, sondern ist nach vorne gerichtet.
- Die Hände können auf den Oberschenkeln abgelegt werden.

Körperhaltung im Gehen: Der „Drei-Anker-Gang“

Bei Unsicherheit (etwa in einer neuen und ungewohnten Umgebung) hat sich der „Drei-Anker-Gang“ bewährt. Der Gang bewirkt eine gute Abgrenzung nach außen und drückt Entschlossenheit aus. Seinen Namen hat der Skill daher, dass der Gang anhand dreier Kriterien „geankert“ wird, wobei die einzelnen Schritte aufeinander aufbauen.

1. Anker: Ziel aussuchen: Ich suche mir ein sichtbares Ziel (z. B. eine Ampel oder eine Straßenlaterne), auf das ich offensiv und direkt zugehe. Wenn ich das Ziel erreicht habe, suche ich mir ein neues Ziel, das ich dann wieder direkt ansteuere. Auf diese Weise kann ich eine längere Strecke (z. B. beim Gang in die Stadt), die zunächst vielleicht nicht zu bewältigen erscheint, in mehrere Teilziele unterteilen.

2. Anker: Brustbein aufrichten: Das gewählte Ziel wird mit leicht aufgerichtetem Brustbein angesteuert. Eine hilfreiche Selbstinstruktion lautet: „Das Brustbein geht zum Ziel.“

Das Brustbein (lateinisch Sternum) ist ein platter Knochen in der vorderen Mitte des Brustkorbs, an dem die Rippen ansetzen. Manche Patient:innen wissen nicht, wie sie die Instruktion umsetzen sollen, das Brustbein aufzurichten. Für diese kann einer der folgenden Zwischenschritte hilfreich sein:

- Im Wechsel einen Katzenbuckel und ein Hohlkreuz machen. Beim Hohlkreuz geht das Brustbein nach oben.
- Mit den Fingern den Bereich des Brustbeins klopfen/tappen. Durch diese neurologische Technik bekommt das Gehirn die Orientierung, welchen Bereich es bewegen soll.

In der Körperskillsgruppe kann damit experimentiert werden, sich zunächst von unterschiedlichen Körperteilen zum Ziel führen zu lassen (z. B. vom Kopf oder von den Knien). Die unterschiedliche Außenwirkung des dadurch jeweils veränderten Gangbildes kann untereinander wahrgenommen werden.

3. Anker: Der Fersengang: Als drittes Element wird der Fersengang eingesetzt, d. h. die Fersen werden bei jedem Schritt betont aufgesetzt.

Hierbei gilt es zu beachten, nicht in einen soldatischen Stechschritt wie beim Wachwechsel vor dem Buckingham-Palast zu verfallen. Das Aufsetzen der Fersen geschieht betont, aber dosiert!

Der Fersengang hat eine physiologische Wirkung: In den Fersenbeinen haben wir viele sogenannte Stellrezeptoren, die die aufrichtende Muskulatur aktivieren (Approximation). Diese aufrechte Körperhaltung hat eine nicht zu unterschätzende Außenwirkung.

Auch wenn ich mich nicht so fühle, kann ich über meinen Körper mir selbst und der Außenwelt Selbstsicherheit signalisieren. Dies fühlt sich anfangs wahrscheinlich ungewohnt an. Durch regelmäßiges Üben wird die Veränderung zur Gewohnheit.

Übung: „Durch die Mauer gehen"

Wenn der Drei-Anker-Gang in der Körperskillsgruppe vermittelt und geübt worden ist, kann zum Abschluss die folgende Übung durchgeführt werden. Bei dieser Übung kann die zielgerichtete, selbstsichere Körperhaltung spielerisch eingesetzt und in ihrer Wirkung erfahren werden.

Material: keines
Ausgangsstellung: Die Patient:innen stehen im Schulterschluss locker in einer Reihe nebeneinander und schauen in die gleiche Richtung. Eine Patientin steht in ca. fünf Metern Entfernung dieser Reihe gegenüber.

Instruktionen:

- (An die einzelstehende Patientin): Sie suchen sich zwischen zwei Teilnehmerinnen ein Ziel aus, durch das Sie durchlaufen wollen. Durch die eben eingeübte Körpersprache (d.h. den Fersengang und das Brustbein geht zum Ziel) machen Sie klar, welche zwei Teilnehmerinnen die Mauer an dieser Stelle öffnen sollen.
- (An die Patientinnen in der Reihe): Wenn klar ist, an welcher Stelle Ihre Mitpatientin durch die Mauer gehen möchte, machen die beiden „Mauerteile" den Weg frei, indem Sie sich zueinander drehen.

Im Anschluss übernimmt eine andere Patientin den aktiven Part der „Durch-die-Mauer-Geherin" und die eben aktive Mitpatientin nimmt den freien Platz in der Mauer ein.

Hinweise:

- Für viele Patientinnen ist diese Übung eine große Herausforderung, obwohl sich die Gruppenmitglieder meistens schon kennen. Die Übung kann Scham auslösen („Alle schauen mich an!").
- Darauf achten, dass die Mitpatient:innen die Mauer tatsächlich öffnen und die Übende nicht auflaufen lassen.

- Wenn die Körpersprache der jeweiligen Patientin nicht eindeutig war, kann dies in der Einzelkörpertherapie aufgegriffen und noch einmal geübt werden. In der Gruppe selbst sollte dies nicht thematisiert werden, um die Patientin nicht bloßzustellen.

5.3.7 Abschlussritual (ein Beispiel)

Windmühlenatmung

Instruktionen:

- Nehmen Sie einen aufrechten Stand mit schmaler Basis ein, d.h. die beiden Innenknöchel der Füße berühren sich. Die Arme sind vor dem Bauch gekreuzt.
- Machen Sie beim Einatmen einen weiten Schritt nach links. Dabei gehen die Arme in einem großen Bogen über außen nach oben und werden über Kopfhöhe gestreckt und gekreuzt. Der Blick folgt dabei der Bewegung der Hände.
- Beim Ausatmen geht das linke Bein zurück in die Mitte, so dass sich die Fußinnenknöchel wieder berühren. Die Arme werden währenddessen gekreuzt vor dem Körper abgesenkt. Der Blick geht dabei wieder nach vorne.
- Machen Sie beim nächsten Einatmen einen großen Schritt nach rechts und verlagern Sie Ihr Gewicht. Die Arme gehen wieder über außen nach oben und werden über Kopfhöhe gestreckt und gekreuzt. Der Blick folgt dabei den Händen.
- Beim Ausatmen geht das Bein zurück in die Mitte, während die gekreuzten Arme vor dem Körper abgesenkt werden und der Blick wieder nach vorne geht.
- Machen Sie beim nächsten Einatmen wieder einen großen Schritt nach links usw.
- Wiederholen Sie die Übung zehnmal.

Hinweise:

- Sorgen Sie für ausreichend Platz um sich herum, da die Übung etwas raumgreifender ist.
- Das Ein- und Ausatmen geschieht möglichst durch die Nase.
- Der Skill hat eine antidissoziative Wirkung, weil der Blick immer wieder nach oben, über die horizontale Blickrichtung hinaus geht, und das Gehirn mit dem Halten des Gleichgewichts beschäftigt ist.
- Die Übung eignet sich auch gut als Morgenritual, um körperlich aktiviert und mental zentriert in den Tag zu starten.

5.4 Dos & Don'ts

- Voraussetzung ist die Bereitschaft der Patient:innen zur Veränderung (Commitment).
- Wichtig ist eine klare Struktur und Transparenz, auf die sich die Patient:innen verlassen können.
- Die Therapeut:innen machen alle Übungen mit, zeigen sich mit ihren Stärken und Schwächen, sind wohlwollend und unterstützend.
- In der Körperskillsgruppe arbeiten wir nicht mit dem Thema Berührung, dies wissen die Patient:innen und wird als entlastend wahrgenommen.
- Die Haltung der Therapeut:innen ist dialektisch, so zum Beispiel zwischen Akzeptanz und Veränderung, Struktur und Flexibilität und richtet sich nach den Grundannahmen der DBT.
- Keine persönlichen Korrekturen der Übungen vor den anderen Teilnehmer:innen.
- Die Übungen orientieren sich im Schwierigkeitsgrad an den Teilnehmer:innen, für eingeschränkte Patient:innen werden Alternativen angeboten.

5.5 Indikationen

Die Körperskillsgruppe ist Teil der stationären DBT, einer störungsspezifischen Therapie für Menschen mit Borderline Persönlichkeitsstörung.

5.6 Diskussion und Ausblick

Wissenschaftliche Studien zur Wirksamkeit der Körperskillsgruppe liegen nicht vor. Die Körpertherapie und im Speziellen die Körperskills wurden von den Patientinnen als mit stärkstem Wirkfaktor bewertet (Stiglmayr 2003).

Aus unserer Erfahrung hat sich die Körperskillsgruppe als zusätzlicher Baustein in der DBT bewährt.

5.7 Literatur

Birkenbihl, V. F. (2014): Signale des Körpers. Körpersprache verstehen. Mvg, München

Bohus, M. (2019): Borderline Störung. Hogrefe, Göttingen

Brokuslaus, I., Welke, T., Edel, A. (2021): Bewegen statt Erstarren. Schattauer, Stuttgart

Görlitz, G. (2017): Körper und Gefühl in der Psychotherapie. Klett-Cotta, Stuttgart

Schwenkmetzger, P. (2001): Psychologische Aspekte des Gesundheitssports. Hofmann, Schorndorf

Stiglmayr, C. (2003): Spannung und Dissoziation bei der Borderline-Persönlichkeitsstörung. Peter Lang, Lausanne

6 Körperliche Aktivität

von Florencia Luz Koutsovitis und Eduardo Keegan
(aus dem Argentinischen übersetzt von Hans Gunia)

6.1 Einleitung

Die Berücksichtigung körperlicher Aktivität als zentrales Thema im Bereich der Gesundheit ist eine relativ junge Idee, die seit den 1990er Jahren eine bemerkenswerte Entwicklung durchlaufen hat. In der bibliometrischen Historiografie wird üblicherweise die Entstehung von Institutionen und Veröffentlichungen beobachtet, um die Entwicklung wissenschaftlicher Ideen zu untersuchen. So entstanden in diesem Zeitraum regionale Netzwerke wie das „Physical Activity Network of the Americas" (RAFA-PANA), spezielle wissenschaftliche Zeitschriften wie das „Journal of Physical Activity" und Vereinigungen wie die „International Society for Physical Activity and Health". All dies hat eine Struktur für die Verbreitung, die Erforschung und die gute klinische Praxis in diesem Bereich geschaffen (Kohl et al. 2012).

Seit diesen Entwicklungen und als Reaktion auf das zunehmende Risiko nicht übertragbarer Krankheiten, wie z.B. Herzerkrankungen, spezifische chronische Atemwegserkrankungen, Diabetes und Krebs, ist das Interesse von Teilen der Gesundheitsberufe an der Integration effizienter Konzepte von körperlicher Betätigung größer geworden. Diesem Ansatz liegt die Erkenntnis zugrunde, dass viele dieser – heutzutage immer häufiger auftretenden – Krankheiten, mit ungesunden Verhaltensweisen zusammenhängen. Daher würde ein Ansatz, der sich ausschließlich auf rein biologische Ursachen oder Folgen konzentriert, einen wichtigen Aspekt, der zur Entwicklung dieser Pathologien beiträgt, nämlich die Veränderung ungesunder Verhaltensweisen, vernachlässigen.

Jüngste Entwicklungen haben die Wirksamkeit und Nachhaltigkeit präventiver Ansätze gezeigt, die einen Schwerpunkt auf körperliche Aktivität legen. Diese Ansätze tragen nicht nur zur Verbesserung der Lebensqualität, sondern auch zur Senkung der mit der Behandlung chronischer Krankheiten verbundenen Kosten bei. Diese Perspektive, die für proaktives und präventionsorientiertes Handeln steht, weist ein bemerkenswertes Kosten-Nutzen-Verhältnis auf, das mit der Vorstellung eines umfassenderen und nachhaltigeren Gesundheitssystems einhergeht.

Im weiten Feld der psychischen Gesundheit und des Wohlbefindens ist die Gesundheitspsychologie die Disziplin, die sich mit der Erforschung der psychologischen Faktoren befasst, die an der Förderung und Erhaltung der Gesundheit beteiligt sind (Barlow et al. 2023). Im Rahmen dieser Disziplin konnten Erkenntnisse darüber gesammelt werden, wie körperliche Aktivität sowohl in der Allgemeinbevölkerung als auch in klinischen Bevölkerungsgruppen gefördert werden kann und welche Wirkungen wir bei der Anwendung dieser Ansätze erwarten können.

Körperliche Aktivität wirkt sich nachweislich auch positiv auf die Psychopathologie aus. Eine Reihe von Forschungsstudien hat den klinischen Nutzen von körperlicher Aktivität bei der Behandlung einer ganzen Reihe psychischer Probleme, insbesondere in der Behandlung emotionaler Störungen, hervorgehoben. Der traditionelle Aphorismus „mens sana in corpore sano“ ist empirisch geprüft und hat seine Gültigkeit und Aussagekraft bewiesen.

6.2 Körperliche Aktivität und körperliche Bewegung: Begriffsbestimmung

Körperliche Aktivität (KA) ist definiert als jede Bewegung des Muskel- und Skelettkörpers, die im Vergleich zum Ruhezustand mit einem höheren Energieaufwand verbunden ist. Dieses Konzept umfasst – obwohl nicht darauf begrenzt – sportliche Aktivitäten (SA), eine Untergruppe geplanter und strukturierter körperlicher Aktivitäten, die darauf abzielen, eine bestimmte Fitness oder körperliche Kondition aufrechtzuerhalten oder zu verbessern (Caspersen et al. 1985).

Wie bereits erwähnt, ist weithin anerkannt, dass bestimmte Lebensstilfaktoren wie körperliche Aktivität oder Sport nicht nur die körperliche Gesundheit fördern, sondern auch Auswirkungen auf die psychische Gesundheit haben. Diese Beziehung kann bidirektional sein, da psychische Störungen das Verhalten bei der Inanspruchnahme von Gesundheitsleistungen einschränken können, was sich wiederum auf die psychische Gesundheit auswirkt (Venkatesh et al. 2020).

Im Allgemeinen wird regelmäßige körperliche Betätigung mit größerem psychischem Wohlbefinden, verbesserter Lebensqualität, besseren kognitiven Funktionen in unterschiedlichen Bereichen sowie mit der Regulierung von Stimmung, Stress und Angst in Verbindung gebracht (Kandola et al. 2019; Lin et al. 2024; Vancampfort et al. 2018). Es konnte gezeigt werden, dass körperliche Bewegung die Symptome von Depressionen mit einer mittleren bis großen

Effektgröße verringern kann und dass sie eine nützliche Ergänzung zur Pharmakotherapie und Psychotherapie sein kann – und dies mit einem besseren Nebenwirkungsprofil (Kandola et al. 2019). Tatsächlich sehen Expertenempfehlungen körperliche Bewegung bereits als alternative Behandlung für leichte Formen der Erkrankung vor (American Psychological Association 2019; National Institute for Health and Clinical Excellence 2022). Auch wenn noch einige Fragen offen sind, gibt es ein besseres Verständnis der Mechanismen, die bei körperlicher Betätigung eine Rolle spielen, und der Gründe, warum sie als Antidepressivum wirkt; ganz abgesehen von ihrer Wirkung auf die allgemeine Gesundheit.

6.3 Biologische Prozesse

Die Fortschritte in der Gesundheitspsychologie haben gezeigt, dass psychosoziale Faktoren einen erheblichen Einfluss auf die körperliche Gesundheit haben. Barlow et al. (2023) beschreiben zwei Hauptwege, auf denen sich psychosoziale Faktoren auf die körperliche Gesundheit auswirken: direkt durch die Störung grundlegender biologischer Prozesse – z. B. durch chronischen Stress – oder durch die Aufrechterhaltung ungesunder Verhaltensmuster, wie Tabakkonsum und/oder einen sitzenden Lebensstil.

Was den ersten Weg betrifft, so ist die physiologische Stressreaktion, die den Organismus angesichts eines bedrohlichen Reizes aktiviert, zunächst adaptiv. Die Prozesse und Veränderungen, die eine solche Aktivierung auf neurologischer und endokriner Ebene hervorruft, können jedoch für das Individuum schädlich werden, wenn die Bedrohung über längere Zeit anhält. Einige Forschungsarbeiten haben sich damit befasst, wie chronischer Stress das Gehirn durch die Veränderung von Hippocampuszellen, das Herz-Kreislauf-System durch die Erhöhung des Blutdrucks und das Immunsystem durch die Zunahme von Entzündungen beeinflusst, was den Körper anfälliger für Infektionen und sogar Krebs machen kann (Furman et al. 2019).

Es wurde festgestellt, dass Depressionen, die häufig mit Gefühlen der Unkontrollierbarkeit und Hoffnungslosigkeit sowie mit einer verminderten Selbstfürsorge einhergehen, die Immunfunktion beeinträchtigen. Beispielsweise fand man bei Betreuern von Menschen mit chronischen Krankheiten wie z. B. Alzheimer, eine Beeinträchtigung der Immunfunktion (Holland/Gallagher-Thompson 2011; Mills et al. 2004).

Die Beziehung zwischen Stress und psychosozialen Faktoren ist komplex, da nicht nur die Dauer oder Intensität der Stressreize, denen die Menschen ausgesetzt sind, von Bedeutung sind, sondern auch die Art und Weise, wie sie mit diesen Situationen umgehen. In diesem Sinne spiegelt sich die zweite Art und Weise, in der sich psychosoziale Faktoren auf die körperliche Gesundheit auswirken, oft darin wider, dass Personen schwierige und stressige Situationen (z. B. einen Trauerfall) mit Alkoholkonsum bewältigen.

Angesichts eines breiten Spektrums von Emotionen wie Angst, Depressionen und stressbedingten körperlichen Veränderungen und trotz eines ähnlichen Musters sympathischer Erregung und Aktivierung von Neurotransmittern und Hormonen können sich die Gefühle, die aus solchen Veränderungen resultieren, in Abhängigkeit von einigen psychologischen Schlüsselfaktoren, wie der wahrgenommenen Kontrolle und der wahrgenommenen Selbstwirksamkeit in lebenswichtigen Situationen, unterscheiden. Mehrere Studien stützen die Hypothese, dass unter anderem diese psychologischen Faktoren die Auswirkungen von Langzeitstress abmildern und sogar als Schutzfaktoren fungieren können (McEwen 2017). So wurde in einer Studie mit Personen, die ständig dem Humanen Immundefizienz-Virus (HIV) ausgesetzt waren und nicht erkrankten, nicht nur ein besonders starkes Immunsystem beobachtet, sondern es wurden auch psychologische Merkmale, wie wahrgenommene soziale Unterstützung durch nahestehende Personen und ein größeres Vertrauen in behandelnde Fachkräfte, festgestellt (Ruffin et al. 2012). Darüber hinaus gehen diese Faktoren häufig mit einem höherem Engagement und einer besseren Befolgung gesunder Verhaltensweisen einher, wodurch ein positiver Kreislauf entsteht.

6.4 Psychologische Prozesse

Im vorangegangenen Abschnitt wurde, um die Auswirkungen dieser Faktoren auf den Körper erklären zu können, die Beziehung zwischen psychosozialen Faktoren und körperlicher Gesundheit erörtert. Wenn man die Perspektive wechselt, sollte man die psychologischen Mechanismen erwähnen, die an der Gesundheit als Folge der Aufrechterhaltung bestimmter gesunder Gewohnheiten, wie z. B. eines angemessenen Niveaus an körperlicher Aktivität, beteiligt sind.

Körperliche Bewegung scheint eine positive Wirkung auf die körperliche Selbstwahrnehmung und das Selbstkonzept im Allgemeinen zu haben (Borrego Balsalobre et al. 2014; Duarte Climents et al. 2020). Dies könnte mit einem größeren Selbstvertrauen zusammenhängen.

Darüber hinaus bietet Bewegung, insbesondere solche, bei der man mit anderen Personen interagiert (z. B. Mannschaftssportarten), die Möglichkeit, Kontakte zu knüpfen und mehr soziale Unterstützung wahrzunehmen. Es ist bekannt, dass sich positive soziale Interaktionen positiv auf die Stimmung geselliger

Wesen wie dem Menschen auswirken, insbesondere wenn die gemeinsamen Aktivitäten spielerischer Natur sind. Spiele und Sport können auch das Gefühl der Zugehörigkeit zu einer Gruppe stärken, was wiederum ein Schutzfaktor gegen Depressionen ist (Gilbert 2009).

Abgesehen von der wichtigen sozialen Komponente können körperliche Aktivität und körperliches Training als angenehm empfunden werden, so dass es vernünftig und verständlich ist, sie – in der Erwartung einer therapeutischen Wirkung auf depressive Störungen – mit Verhaltensaktivierung zu kombinieren (Szuhany/Otto 2020).

Körperliche Aktivität, insbesondere wenn sie intensiv ist, verankert die Aufmerksamkeit im eigenen Körper. Auf diese Weise kann sie dazu beitragen, der auf sich selbst gerichteten Aufmerksamkeit, einem kognitiven Prozess, der mit Psychopathologie in Verbindung steht, entgegenzuwirken oder diese zu lindern (Ingram 1990). Körperliche Aktivität fixiert uns auch in der Gegenwart und fungiert oft als alternatives Verhalten, das mit Grübeln und Sich-Sorgen-machen nicht vereinbar ist. Empirische Untersuchungen haben gezeigt, dass *Flow-Erfahrungen* oder das „in einer Sache völlig aufgehen" („in the zone") dazu beitragen, sich wiederholende negative Gedanken zu bekämpfen (Watkins 2016). Tatsächlich wird *Achtsamkeitspraxis* oft mit Dehnübungen oder anderen Formen körperlicher Aktivität sowie mit der Konzentration unserer Aufmerksamkeit auf eine Körperfunktion wie Atmen oder Gehen in Verbindung gebracht.

6.5 Faktoren im Zusammenhang mit der Teilnahme an Programmen zur körperlichen Aktivierung

Laut der Meta-Analyse von Rhodes und Bruijn (2013) scheitert ein großer Prozentsatz von Individuen, die angeben, ihr sitzendes Verhalten ändern und körperlich aktiver werden zu wollen, an diesem Ziel. Aus diesem Grund umfassen aktuelle Ansätze zur Förderung gesunder Verhaltensänderungen eine Taxonomie empirisch gestützter Verhaltenstechniken, die darauf abzielen, Interventionen zu verbessern und damit Lebensstiländerungen zu erleichtern (z. B. Michie et al. 2011).

Es gibt spezifische Hindernisse und auch Hilfen, die im Zusammenhang mit körperlicher Betätigung und der Einhaltung eines gesunden Lebensstils stehen. In einer kürzlich erschienenen Übersichtsarbeit (Deslippe et al. 2023) wurden gemeinsame Faktoren gefunden, die entweder als Hindernisse oder als Hilfen für die Einhaltung von Lebensstilinterventionen fungieren können. Die Autor:innen unterschieden die Faktoren auf drei Ebenen: *individuell*, *umgebungsbezogen* und *interventionsbezogen*. Die Faktoren, die auf der individuellen Ebene hervorgehoben wurden, waren Einstellungen, gesundheitliche Bedenken und körperliche Veränderungen. So kann eine positive Einstellung zu einem Hilfsangebot oder zu einer Empfehlung ein Verhalten zu ändern, die Teilnahme an einem Angebot erleichtern, während eine negative Einstellung und eine allgemein negative Haltung zu Gesundheitsangeboten eine Teilnahme behindern können. Auf der umgebungsbezogenen Ebene waren die wichtigsten Faktoren soziale Unterstützung, soziale Verantwortung und einige sich verändernde Faktoren (z. B. Kosten) oder unveränderliche Aspekte der Umwelt (z. B. Klima). Was die Angebote selbst angeht, so scheinen einige Faktoren für die Adhärenz relevant zu sein: die Glaubwürdigkeit des Inhalts, die Form des Angebotes (strukturiert, flexibel), das Vertrauen in die verantwortlichen Fachkräfte und die Förderung der Selbstregulierung durch Strategien zur Verhaltensänderung (z. B. Feedback, Verlaufskontrolle, Zielsetzung). Zusammenfassend lässt sich die Hypothese aufstellen, dass Interventionen, die Selbstregulierungsfähigkeiten, Möglichkeiten zur sozialen Teilhabe und die Individualisierung von Zielen fördern, mit größerer Wahrscheinlichkeit die Adhärenz verbessern und gesundes Verhalten erleichtern.

6.6 Körperliche Aktivität als Teil einer kognitiven Verhaltenstherapie

Wir haben die Auswirkungen untersucht, die körperliche Aktivität und Bewegung auf unsere Gesundheit und unser Wohlbefinden haben können. Insbesondere haben wir die Bedeutung von körperlicher Aktivität und körperlicher Bewegung im Bereich der Gesundheitspsychologie hervorgehoben. Betrachten wir nun die Rolle, die körperliche Aktivität in der Behandlung psychischer Störungen spielen kann.

Trotz des therapeutischen Nutzens körperlicher Aktivität, der schon mehrfach hervorgehoben wurde, gibt es immer noch relativ wenig Forschung über die Auswirkung körperlicher Aktivität im Kontext der Psychotherapie. Sowohl in der Forschung als auch im klinischen Kontext stellt sich die berechtigte Frage, ob körperliche Aktivität die therapeutische Wirkung einer empirisch gestützten Behandlung ergänzen kann.

Eine relevante Veröffentlichung zu diesem Thema war das Buch von Otto und Smits (2011), in dem sie den Nutzen von körperlicher Bewegung bei der Behandlung von emotionalen Störungen (z. B. Angststörungen und Stimmungsstörungen) analysierten. Der Band enthielt ein auf den damals verfügbaren wissenschaftlichen Erkenntnissen basierendes Programm für körperliche Aktivität zur Förderung des emotionalen Wohlbefindens und zur Verbesserung der Lebensbedingungen von Menschen, die von Angst und Depression betroffen waren.

In diesem Sinne wurde auch eine Reihe von Studien durchgeführt, die den Nutzen von körperlicher Bewegung bei der Verringerung von Angstsymptomen, Ängstlichkeit und Belastungsintoleranz belegen (Jacquart et al. 2019; LeBouthillier/Asmundson 2017; Stubbs et al. 2017). Diese Studien unterstützen die Hypothese, dass körperliche Aktivität die Wirkung von evidenzbasierten Behandlungen für emotionale Störungen verstärken kann.

Die Metaanalyse von Jacquart et al. (2019) untersuchte die Ergebnisse von 28 randomisierten kontrollierten Studien und fand eine starke Wirkung auf die Verringerung der Ängstlichkeit, eine moderate Wirkung auf die Steigerung der allgemeinen Selbstwirksamkeit und eine geringe Wirkung auf Stressreaktionen.

Die Studie von LeBouthillier und Asmundson (2017) untersuchte den Effekt von Aerobic und Ausdauertraining als transdiagnostische Interventionen bei Angststörungen, Zwangsstörungen, posttraumatischen Belastungsstörungen und verwandten Störungen. Nach einer vierwöchigen Intervention stellten sie fest, dass beide Modalitäten der körperlichen Betätigung das Ausmaß der jeweils vorliegenden Störung wirksam verbesserten. Aerobic wirkte sich positiv auf die allgemeine psychische Belastung und Angst aus, während Ausdauertraining spezifische Symptome wie Belastungstoleranz, Ängstlichkeit und Toleranz gegenüber Unsicherheit verbesserte. Schließlich sagte körperliche Fitness bei beiden Trainingsarten eine Verringerung des allgemeinen Leidensdrucks und bei Aerobic eine Verringerung von Stressreaktionen voraus.

Die Meta-Analyse von Stubbs et al. (2017) untersuchte die angstlindernde Wirkung von körperlicher Bewegung bei Menschen mit Angst- und Stresserkrankungen. Ihre Ergebnisse deuten darauf hin, dass körperliche Bewegung die Angstsymptome bei Personen in diesem diagnostischen Formenkreis nachweislich wirksam reduziert. Sie weisen darauf hin, dass die Ergebnisse ihrer Studie angesichts der weitreichenden Vorteile von körperlicher Betätigung für das Wohlbefinden und die kardiovaskuläre Gesundheit nahelegen, körperliche Betätigung als Behandlungsoption für Menschen mit Angststörungen zu empfehlen. An dieser Stelle erscheint uns wichtig, sich vor Augen zu halten, dass Herzerkrankungen mit depressiven Störungen zusammenzuhängen scheinen, was vermutlich auf gemeinsame Entzündungsprozesse zurückzuführen ist (Singh et al 2024; Krittanawong et al 2023). An dieser Stelle wird deutlich, warum die von Stubbs et al. (2017) evaluierten Interventionen sowohl für den Bereich der Klinischen Psychologie als auch für die Gesundheitspsychologie von Bedeutung sind.

Es gibt eine ganze Reihe von Studien, die den positiven Effekt körperlicher Aktivität in der Behandlung von Depressionen zeigen. Allerdings wurde eingewendet, dass die positiven Ergebnisse bedingt durch Konfundierungen möglicherweise überschätzt wurden (siehe Cooney et al. 2013). Die Autoren kommen aufgrund methodisch robusterer Studien – mit allerdings kleinen Stichproben – zu dem Schluss, dass körperliche Betätigung bei der Verringerung depressiver Symptome wirksamer ist als eine Kontrollintervention. Körperliche Bewegung zeigte ähnliche Ergebnisse wie Psychotherapie und antidepressive Medikamente; allerdings war die Zahl der analysierten Studien sehr gering.

In einer etwas neueren Studie, die oben bereits erwähnt wurde, untersuchten Szuhany und Otto (2020) die Effekte der Integration körperlicher Aktivität in ein kurzes Verhaltensaktivierungsprogramm für erwachsene Depressive (Major Depression oder chronische depressive Störung) und sitzende erwachsene Patienten. Als sitzend wurde ein Teilnehmer definiert, der drei Monate lang zweimal pro Woche weniger als 30 Minuten moderate körperliche Aktivität ausübte.

Die Verhaltensaktivierung ist eine Behandlung bei Depressionen, die auf einem Modell basiert, das davon ausgeht, dass Depressionen durch negative Verstärkung von Vermeidungsverhalten und durch den Verlust oder die Verringerung von Verstärkern (die mit positiven Verhaltensweisen verbunden sind), aufrechterhalten werden (Kanter et al. 2009). Aus diesem Grund ist anzunehmen, dass die systematische Zuweisung von positiven (angenehmen oder sinnvollen) Aktivitäten eine positive Wirkung hat. Diese Hypothese wird durch mehrere Studien gestützt, die in der Behandlung von Depressionen und der Förderung des allgemeinen Wohlbefindens vergleichbare Ergebnisse wie antidepressive Medikamente oder kognitive Standardtherapie zeigen (Dimidjian et al. 2006; Richards et al. 2016).

Warum Verhaltensaktivierung und körperliche Aktivität? Depressive Patienten zeigen eine verminderte zielgerichtete Aktivität und in einigen schwereren Fällen eine psychomotorische Hemmung. Menschen, die von Bewegungsstörungen betroffen sind, weisen ihrerseits häufig depressive Symptome auf. Erfahrungsorientierte Verhaltensweisen fordern zum Handeln auf und werden allgemein mit angenehmen Erfahrungen in Verbindung gebracht, während Rückzugs- und Vermeidungsverhalten mit Versuchen in Verbindung gebracht werden, negativ bewertete Emotionen zu reduzieren. Die Verhaltensaktivierung besteht darin, Patienten zu ermutigen, sich systematisch an positiven Aktivitäten zu beteiligen. In der Studie von Szuhany und Otto (2020) wurde untersucht, ob die Hinzufügung von zwei Arten körperlicher Aktivität die therapeutischen Ergebnisse bei Patienten mit einem sitzenden Lebensstil verbessern kann.

Die Studie umfasste zwei verschiedene Arten von körperlicher Aktivität: Bewegung oder Dehnung, die als Verstärker der Verhaltensaktivierung eingesetzt wurden. Diese körperlichen Aktivitäten wurden zu einem kurzen Verhaltensaktivierungsprotokoll von neun Sitzungen nach einem von Lejuez et al. (2011) vorgeschlagenen Protokoll hinzugefügt. Die ersten sechs Sitzungen der Behandlung fanden wöchentlich statt, während die letzten drei Sitzungen alle zwei Wochen abgehalten wurden. Die ersten sechs Sitzungen umfassten folgende Strategien: Psychoedukation über Depressionen und Einführung in die Verlaufskontrolle, Identifizierung von Werten und Aktivitäten in verschiedenen Lebensbereichen, hierarchische Einordnung von Aktivitäten nach Schwierigkeitsgrad, Planung von Aktivitäten, Diskussion der Rolle sozialer Unterstützung bei der Durchführung von Aktivitäten und Rückfallprävention.

Die Aufgabenplanung, die in Sitzung 4 eingeführt wurde, wurde für den Rest der Behandlung umgesetzt. In diesem Zusammenhang wurden die Teilnehmer ermutigt, Aktivitäten zu planen, die über Bewegungs- und Dehnübungen hinausgehen. Bewegung und Dehnung standen im Mittelpunkt der zusätzlichen 30 Minuten der Booster-Sitzungen. In den letzten drei Booster-Sitzungen wurden die eingesetzten Interventionsstrategien wiederholt.

Die Aufbausitzungen (Bewegung oder Dehnung) fanden unmittelbar nach den ersten sechs Sitzungen zur Verhaltensaktivierung statt und dauerten jeweils 30 Minuten. Die Sitzungen wurden von demselben Therapeuten durchgeführt, der auch die Sitzungen zur Verhaltensaktivierung geleitet hatte. In den Booster-Sitzungen wurden (in Anlehnung an Otto/Smits 2011) die Gründe für das Programm erläutert, neue Strategien zur Steigerung der Adhärenz und zum Abbau von Hindernissen vorgestellt und/oder die seit der letzten Sitzung erzielten Fortschritte besprochen. Die Teilnehmer wurden dazu angehalten, pro Woche 150 Minuten Aerobic (in einer moderaten Intensität) oder leichte Dehnübungen (leichte, nicht intensive Yogapositionen) durchzuführen. Die Teilnehmer wählten die Art des Trainings oder der Dehnung selbst aus und legten unter Anleitung ihres Therapeuten ihren eigenen Zeitplan für die Woche fest.

Die Teilnehmer der Übungsbedingung wurden über die von Otto und Smits (2011) beschriebenen Verfahren zur Integration von Vergnügen informiert. Passend zu dieser Anleitung erhielten die Teilnehmer in der Dehnungsbedingung eine 50-minütige DVD über Dehnungsmethoden. Die Studientherapeuten bewerteten die Aufgabenerfüllung zwischen den Sitzungen in den Wochen 2–6, 8, 10 und 12 auf der Grundlage des von Busch et al. (2010) entwickelten Kodierungssystems.

Die vorgeschlagenen Aktivitäten sowie das Gesamtprogramm wurden von den Patienten als glaubwürdig und empfehlenswert empfunden. Beide Bedingungen, körperliche Bewegung und Dehnung, wirkten sich positiv auf die

Stimmung, die Verringerung der Behinderung, die Lebensqualität sowie auf die Verringerung des Stressempfindens aus.

Abgesehen von verschiedenen methodischen Einschränkungen dieser Studien – die Stichprobengrößen sind in fast allen Studien relativ klein – gibt es eine Reihe von Hinweisen, die für die Förderung körperlicher Aktivität bei Patienten mit emotionalen Störungen sprechen.

6.6.1 Mögliche Übungen: Eine Fallvignette

Juan, 39 Jahre alt, ist Systemingenieur und arbeitet als Manager in einem Unternehmen, in dem er für eine große Anzahl von Mitarbeitern verantwortlich ist. Er kommt in die Sprechstunde und bittet um Hilfe, um einige Gewohnheiten zu ändern. Er sagt: „Ich würde gerne abnehmen, etwas Sport treiben… vielleicht habe ich eine Art Midlife-Crisis". Er sagt, dass er als Kind viele Jahre lang unterschiedliche Sportarten betrieben habe, was ihm unabhängig von der Sportart Spaß gemacht habe. Als er jedoch aus beruflichen Gründen in ein anderes Land gezogen sei, sei es ihm nicht gelungen, wieder mit Sport zu beginnen. Er habe mehrmals versucht, ins Fitnessstudio zu gehen. Allerdings habe er zu sich selbst gesagt: „Ich hasse es, ich mag die Leute nicht, die ins Fitnessstudio gehen, die Atmosphäre stört mich, ich habe es nie gemocht." In den wenigen Fällen, in denen er sich körperlich betätigt habe, habe er dies zu Hause getan, indem er sich für diesen Zweck einige Grundelemente (z. B. Gymnastikübungen) angeeignet habe. Juan erwähnt, dass er diese Art von Bewegung nicht ablehnt. Er glaubt sogar, dass er sie wieder machen würde. Allerdings meint er, dass seine größte Schwierigkeit nicht darin bestünde, damit zu beginnen, sondern die Übungen über einen längeren Zeitraum aufrechtzuerhalten und nicht zu seinem eher sitzenden Verhalten zurückzukehren. Er habe generell Schwierigkeiten, Gewohnheiten beizubehalten. Dies gelte z. B. auch für das Essen: Er berichtet, dass er seit einigen Monaten versuche, öfter zu Hause zu kochen und ungesunde Lebensmittel zu reduzieren. Auch wenn er glaubt, dass es für ihn schwierig sei, dieses Ergebnis zu halten, habe dies zu einer Verringerung seines Übergewichts geführt. Er sagt: „Ich muss noch ein bisschen mehr abnehmen, um das Gewicht zu erreichen, das ich laut meinem Arzt bei meiner Größe haben sollte."

Wir haben exploriert, warum Juan glaubt, mit dem Sport bald aufzuhören, wenn er ihn einmal begonnen habe. Juan ist der Meinung, dass viele berufliche Reisen und selbst kleine Änderungen in seinem Zeitplan, wie z. B. eine zusätzliche Besprechung oder Tätigkeiten von anderen Bürostandorten aus, dazu führen könnten, dass er Zeiten für körperliche Aktivitäten verschiebe oder absage.

Er berichtet, dass er, „wenn das Wetter oder sein Zeitplan es zulassen", mit dem Fahrrad zur Arbeit fahre, also höchstens zwei oder drei Mal pro Woche.

Nach der Psychoedukation berichtete Juan, dass er über den Unterschied zwischen den Begriffen körperliche Aktivität und Sport überrascht sei. Diese Erkenntnis würde es ihm ermöglichen, sein derzeitiges Maß an sitzender Tätigkeit zu überdenken. Auf dieser Grundlage wurden Ziele besprochen, die entsprechend Juans aktuellem Zeitplan realistisch und flexibel genug waren, um mögliche berufliche Reisen, Arbeitstreffen oder Rückschläge zu berücksichtigen. Da ihm das Trainingsprogramm, das er zu Hause unter Anleitung einiger Trainings-Apps durchgeführt hatte, gut gefiel, beschloss er, diese Art von Bewegung wieder aufzunehmen und weiterhin das Fahrrad als Fortbewegungsmittel zu nutzen oder zu Fuß zu gehen. Hinzu kamen regelmäßige Spaziergänge an den Wochenenden, die er aber vor der Psychoedukation nicht als körperliche Aktivität betrachtet hatte.

Bei der Planung wurde Juan angewiesen, nicht nur die Tage anzugeben, an denen er diese Übungen durchführen wollte, sondern auch, zu welcher Tageszeit und wie lange er sie machen würde. Juan entschied sich für den Morgen, da er festgestellt hatte, dass es ihm oft schwer fiel, seinen Tag zu beginnen, oder er schlecht gelaunt war, wenn er sein Postfach überprüfte und es voller Nachrichten vorfand. Diese Veränderung würde ihm einen doppelten Vorteil bringen: Er könnte den Tag mit Sport beginnen und sich gleich wieder an die Arbeit machen, sobald er im Büro war.

Es vergingen einige Wochen, in denen es Juan gelang, sich an seinen Plan zu halten. Während der Sitzungen äußerte er jedoch seine Befürchtung, dass irgendein Hindernis auftauchen könnte, das ihn dazu veranlassen würde, den Plan bald wieder aufzugeben. Er wird auf diese Befürchtung angesprochen und er erwähnt, dass er in einem Monat beruflich verreisen müsse. Wir arbeiteten an diesem Problem, indem wir einen Problemlösungsansatz anwendeten und die Hindernisse identifizierten, denen er in der Vergangenheit begegnet ist.

Nach der Rückkehr von seiner dreiwöchigen Dienstreise ist Juan optimistisch und erwähnt, dass es ihm gelungen sei, ein gutes Gleichgewicht mit seinen Gewohnheiten zu halten. Auf die Frage, was er unter einem „guten Gleichgewicht" verstehe, sagt er, dass es zunächst hilfreich war, die Hindernisse, die er aufgrund seiner Erfahrungen bei früheren Reisen erwartet hatte, vorauszusehen. So konnte er sehen, in welchem Viertel er wohnen würde, ob es dort ein Fitnessstudio, einen Park oder eine schöne Gegend zum Spazierengehen oder Radfahren gäbe. Indem er mögliche Orte identifizierte, an denen er während der Reise aktiv bleiben konnte, war er in der Lage, sich vorzubereiten und Sportkleidung zum Wechseln in seinen Koffer zu packen. „Es ist eine einfache Sache, aber da ich bereits andere Turnschuhe und Sportkleidung zur Hand hatte, war es viel einfacher für mich, das Laufband im Fitnessstudio zu nutzen. Gleichzeitig habe ich mir eine Unterkunft ausgesucht, die nicht so nah am Büro liegt, so dass ich mindestens 15 bis 20 Minuten hin und zurück laufen konnte." Es gab Tage, an denen es ihm schwer fiel, sich gesund zu ernähren, weil er sich nicht immer aussuchen konnte, wo er und seine Kollegen essen würden, aber an diesen Tagen versuchte er, Mineralwasser statt alkoholischer Getränke zu trinken. Juan bemerkte, dass dies und die tägliche körperliche Aktivität dazu beitrugen, dass er sich besser vom Jetlag erholte und seine Reise weniger müde beendete als bei früheren Reisen.

6.7 Einschätzung und erste Schritte zur Verschreibung von Übungen in der Sprechstunde

Das American College of Sports Medicine (2015) stellt einen Algorithmus für die Beurteilung des allgemeinen Gesundheitszustands vor, bevor körperliche Aktivität oder Sport verordnet werden. Zunächst sollten wir uns nach dem Bewegungsniveau erkundigen, auf dem sich die Person befindet; die folgenden Fragen können uns dabei helfen:

- Treibt die Person derzeit Sport? Ja / Nein.
- Wenn ja, welche Art, Häufigkeit und Intensität des Trainings, macht sie es in eigener Regie oder wird es professionell begleitet? Je nach der Intensität des Trainings ist eine professionelle Betreuung mehr oder weniger notwendig, um Verletzungen und andere langfristige Probleme (z. B. Gelenkschäden, Ernährungsprobleme) zu vermeiden.
- Leidet die Person unter diagnostizierten körperlichen Problemen oder nimmt sie kardiovaskuläre, Stoffwechsel- und / oder Nierenprobleme wahr, wenn sie Sport treibt? Wenn solche Probleme oder Symptome vorliegen, stellen Sie sicher, dass die Person regelmäßig untersucht wird und ausreichend fit ist, um Sport zu treiben. Schlagen Sie andernfalls eine angemessene medizinische Beratung vor, während die derzeitige Aktivität ausgesetzt wird.

Wenn die betreffende Person derzeit keine oder nur minimale körperliche Aktivitäten ausübt, muss zunächst sichergestellt werden, dass sie keine Herz-Kreislauf-, Stoffwechsel- oder Nierenprobleme oder Symptome hat, die auf ein solches Problem hindeuten. Dazu kann sie aufgefordert werden, sich, falls noch nicht geschehen, den erforderlichen medizinischen Untersuchungen zu unterziehen, und falls sie dies schon getan hat, eine ärztliche Bescheinigung über die körperliche Tauglichkeit zu mitzubringen. Im Falle einer Herz-Kreislauf-, Nieren- oder Stoffwechselerkrankung muss sichergestellt sein, dass die Person die Erlaubnis hat, Sport zu treiben, und dass sie regelmäßig medizinisch untersucht wird.

Für eine verantwortungsbewusste Berufsausübung ist es notwendig, zu prüfen, ob die Person aktuell allgemeinmedizinisch untersucht wurde und ein spezielles ärztliches Attest vorweisen kann, die gewünschte körperliche Betätigung oder deren Alternativen ausüben zu können. Auf der Grundlage dieser umfassenden Informationen über den individuellen Gesundheitszustand wird immer empfohlen, mit leichter bis mäßiger körperlicher Betätigung zu beginnen und die Intensität schrittweise, der Toleranz der Person entsprechend, zu steigern.

Zusätzlich zu diesen Einschätzungen zu Beginn, können Evaluationsinstrumente zur Messung des individuellen Niveaus der körperlichen Aktivität – wie der Internationale Fragebogen zur körperlichen Aktivität (IPAQ; Craig et al. 2003), oder Technologien, wie bspw. Schrittzähler auf Mobiltelefonen oder Smartwatches – eingesetzt werden. Diese Art der Schrittzählung wird häufig empfohlen, da sie Klient:innen zu Bewegung und körperlicher Aktivität im Allgemeinen motiviert und an sie bindet (Abellán Aleman et al. 2014).

6.7.1 Psychoedukation

Bei der Psychoedukation ist es wichtig, die Klient:innen klar und aktuell über den Zusammenhang zwischen der Änderung oder der Beibehaltung ihres Verhaltens, d. h. körperlich aktiver zu werden oder sitzend zu bleiben, zu informieren, ebenso über die möglichen Ergebnisse, die sie allgemein erzielen könnten. Diese Ergebnisse beziehen sich auf die körperliche Gesundheit, sind aber nicht darauf beschränkt. Zu diesem Zweck müssen relevante epidemiologische Informationen aus lokalen und globalen Quellen gesammelt werden.

Die Betonung der Unterschiede zwischen körperlicher Aktivität, Bewegung und/oder Sport ist ebenfalls wichtig, da sich diese Begriffe oft überschneiden. Die Klärung dieser Unterschiede ermöglicht einen umfassenderen Ansatz zur Verringerung des sitzenden Verhaltens, das nicht nur auf die Teilnahme an einem Kurs in einem Fitnessstudio oder das Ausüben einer Sportart beschränkt ist.

Es ist auch sinnvoll, die Überzeugungen und Einstellungen der Klient:innen zu körperlicher Aktivität, ihre Haltung dazu sowie frühere Erfahrungen und vorhersehbare Hindernisse zu erkunden. Viele dieser Hindernisse hängen mit den Vorurteilen zusammen, die eine Person bezüglich der gewünschten

Verhaltensänderung hat (z. B. die Überzeugung, dass es viel Zeit oder Erfahrung braucht, um anzufangen).

6.7.2 Zielsetzung

Grundsätzlich wird die Person ermutigt, den Entschluss zu fassen, ein spezifisches, präzises und erreichbares Ziel zu wählen und festzulegen. Diese Strategie kann auf zwei allgemeine Ziele ausgerichtet sein:

1. auf die Änderung oder Aufrechterhaltung des Verhaltens an sich (*„zu Fuß gehen, statt mit öffentlichen Verkehrsmitteln zur Arbeit zu fahren“*) oder
2. auf die Verfolgung eines umfassenderen Ziels, das nicht verhaltensbezogen definiert ist, aber durch bestimmte, genau definierte Verhaltensänderungen erreicht werden kann (*„Verbesserung der Triglyzeridwerte verglichen mit dem letzten Labortest“*).

Eine andere Möglichkeit, an diese Strategie heranzugehen, besteht darin, zwischen drei Arten von Zielen zu unterscheiden, was wiederum ihre hierarchische Einordnung erleichtern kann: *Ergebnisziele, Aufgabenziele* oder *Prozessziele*. In einigen Fällen kann es zweckmäßig sein, diese Technik mit einer schrittweisen Zuweisung von Aufgaben zu kombinieren, bei der ein komplexes Verhalten in kleinere, einfachere Mikroaufgabenziele zerlegt werden kann, die an Komplexität zunehmen, bis das vorgeschlagene Ziel erreicht ist. Im Folgenden wird ein Beispiel für die Anweisung und Kategorisierung der drei oben genannten Ziele gegeben (Tab. 6.1).

Tab. 6.1: Zielsetzung

Strategie: Zielsetzung	Aufforderung: *„Nehmen Sie sich ein paar Minuten Zeit, um darüber nachzudenken und aufzuschreiben, was Sie konkret erreichen möchten …“*
Zielvorgaben für das Ergebnis	*„Senkung des Cholesterinspiegels“*
Aufgabenziele	*„Drei Tage pro Woche zu Fuß zur Arbeit gehen“.*
Prozessziele	*„Geeignete Schuhe besorgen und sie an Tagen, an denen ich zu Fuß gehen möchte, griffbereit haben.“*

Im Bereich Sport und körperliche Betätigung wird häufig das Akronym SMART verwendet, um Ziele zu definieren: S für *spezifisch*, M für *messbar*, A für *ausführbar/attraktiv*, R für *realistisch* und T für *terminiert*. Eine gute Zielsetzung sollte also ein spezifisches, messbares, vernünftiges und erreichbares Ziel innerhalb eines bestimmten Zeitrahmens beinhalten.

Es ist wichtig, daran zu denken, dass die Person in dieser Phase noch nicht aufgefordert wird, Details für die Planung zu liefern, obwohl vorbereitende Ziele für das zentrale Ziel oder die zentralen Ziele (wie das Beispiel der Prozessziele) festgelegt werden können. Sobald das/die Ziel(e) definiert ist/sind, führt der nächste logische Schritt zur Erstellung eines guten Plans, um es/sie anzugehen.

6.7.3 Planung: Wo, wann, wie?

Hier sollte die Person dabei unterstützt werden, einen detaillierten Plan zu erstellen, der als Leitfaden oder Landkarte dient, die sie ihrem erklärten Ziel näher bringt. Die Planung kann Informationen darüber enthalten, wann das Verhalten ausgeführt werden soll, wie es ausgeführt werden soll und in welcher Situation und/oder wo es ausgeführt werden soll.

Wenn das angestrebte Verhalten vage ist, z.B. „mehr zu Fuß gehen“, kann die Planung ein nützliches Instrument sein, um dieses Ziel zu definieren und zu operationalisieren. Der/die Therapeut:in kann Fragen stellen wie: *An welchem(n) Tag(en) wäre es für Sie am günstigsten, in der nächsten Woche spazieren zu gehen? Zu welcher Tageszeit und zu welchem Zeitpunkt wäre es am besten? Wie lange würden Sie gerne spazieren gehen?*

6.7.4 Problemlösung

Es ist wichtig, den Klient:innen von Anfang an zu vermitteln, dass die Verbesserung der körperlichen Aktivität (oder jeder anderen gesunden Gewohnheit) unweigerlich mit Hindernissen verbunden ist. Das Vorhandensein von Hindernissen oder Barrieren bedeutet nicht, dass die Dinge schief laufen; im Gegenteil, sie sind ein wesentlicher Bestandteil der zu leistenden Arbeit. Das Erkennen von Hindernissen oder Barrieren ist unerlässlich, um sie durch Problemlösung anzugehen.

Wie bei jedem Problemlösungstraining wird die Person zunächst angewiesen, die Hindernisse zu identifizieren, auf die sie bei der Ausübung des Sports zu stoßen glaubt. Danach wird ein Brainstorming durchgeführt, um verschiedene Möglichkeiten zur Lösung oder zum Umgang mit diesen Hindernissen in

Betracht zu ziehen, die Vor- und Nachteile der einzelnen Möglichkeiten abzuwägen und diejenige auszuwählen, die umgesetzt werden soll. Zum Beispiel kann eine Person feststellen, dass es für sie schwieriger ist, einen Spaziergang zu machen, um ihr geplantes Verhalten zu erfüllen, wenn sie nach der Arbeit nach Hause geht und sich eine Weile hinlegt, um sich auszuruhen. Die Person stellt dann fest, dass sie in diesem Fall viel seltener aufsteht und sich wieder zum Ausgehen bereit macht. Nach einer eingehenden Bewertung der Situation kann z. B. vorgeschlagen werden, dass sie, anstatt direkt nach Hause zu gehen, vor dem Spaziergang noch ein paar Straßen weitergeht und vielleicht die Gelegenheit nutzt, eine Besorgung zu machen (Tab. 6.2).

Tab. 6.2: Beispiel für ein mit einem Berater erstelltes Arbeitsblatt zur Erfassung von Hindernissen und umzusetzenden Lösungen

Hindernisse	Lösungen
Sich für ein Nickerchen hinlegen und ein paar Minuten ausruhen, sobald ich nach Hause komme.	Ich gehe nach der Arbeit direkt spazieren.
Jedes Mal, wenn ich vorhabe, Sport zu treiben, denke ich: „Ich sollte mich lieber um eine andere Aufgabe kümmern, die wichtiger ist“.	Ich kann mich daran erinnern, wie gut es sich vor zwei Tagen angefühlt hat, eine Weile zu laufen, und dass ich die Aufgabe später mit mehr Energie fortsetzen kann.

6.7.5 Automonitoring

Bei dieser Strategie werden Klient:innen gebeten, mit der Verlaufskontrolle und Aufzeichnung ihrer Verhaltensänderung zu beginnen. Automonitoring kann natürlich auch zur Verlaufskontrolle des Gesamtziels verwendet werden (z. B. Blutbild alle sechs Monate, um zu sehen, ob sich der Cholesterinspiegel verbessert). Zusätzlich zu den Daten, die zu Beginn gesammelt werden, kann das aktuelle Verhalten (vor der Veränderung) aufgezeichnet werden, indem z. B. untersucht wird, wie viel der Betroffene in der Woche regelmäßig zu Fuß geht.

Zur Selbstbeobachtung wird vorgeschlagen, dass die Person ein Verhaltenstagebuch führt oder dieselbe Tabelle oder dasselbe Tagebuch verwendet, das für die Planung der Verhaltensänderung verwendet wurde. Die GPS- und Schrittzählertechnologie kann dafür besonders nützlich und attraktiv sein: Die Bewegung der Person kann mit mobilen Apps und Smartwatches aufgezeichnet und die Anzahl der täglichen Schritte geschätzt werden.

6.7.6 Feedback geben

Das Feedback wird umgesetzt, indem die Person detaillierte Informationen über ihre Aufzeichnungen und ihr protokolliertes Verhalten erhält. Gleichzeitig wird durch die Anleitung der Klient:innen, wie sie ihr eigenes Verhalten kontrollieren können, eine kontinuierliche Selbsteinschätzung gefördert. Wenn eine Aufzeichnungstechnologie verwendet wird, können sowohl Betreuende als auch Klient:innen die wöchentlich oder monatlich gesammelten Informationen herunterladen und gemeinsam überprüfen, um die Fortschritte zu bewerten. Diese Technologien verfügen in der Regel über eine automatische Rückmeldefunktion. Sie teilen der Person beispielsweise mit, wie viele Schritte sie im Laufe des Tages zurückgelegt hat, und geben ihr gleichzeitig Hinweise wie „Herzlichen Glückwunsch! Sie haben Ihre durchschnittliche wöchentliche Schrittzahl überschritten".

6.8 Dos & Don'ts

Ein wichtiger Punkt, den es zu berücksichtigen gilt, ist die individuelle anfängliche Motivation, eine Verhaltensänderung vorzunehmen. Es wäre nicht angebracht, mehr Enthusiasmus zu zeigen als die Person selbst, wenn es darum geht, körperliche Aktivität in Angriff zu nehmen. Zu diesem Zweck kann es sinnvoll sein, das Commitment von Klient:innen einzuschätzen und zu bewerten, welche Argumente eine betroffene Person gegenüber einer Veränderung hat, welche Gründe sie derzeit findet, um ihr Niveau der körperlichen Aktivität zu verbessern, und welche Gründe sie hat, dies nicht zu tun.

Ein weiterer wichtiger Aspekt ist die schrittweise Veränderung. Ein häufiger Fehler, den Klient:innen begehen, wenn sie das Niveau ihrer körperlichen Aktivität verbessern wollen, ist der Versuch, zu schnell von extremer Bewegungsarmut zu intensiver körperlicher Aktivität überzugehen. Mit anderen Worten, eine Person mit einem bewegungsarmen Ausgangsniveau und einem überwiegend sitzenden Verhalten plant eine zu intensive, zu ausgedehnte oder zu hochfrequente Aktivität. Ungeachtet des Niveaus oder der Vorerfahrungen der Person ist es ratsam, diese Fragen zu erörtern und dieses Thema in den psychoedukativen Prozess einzubeziehen. Dieser Irrtum hängt häufig mit Vorstellungen darüber zusammen, wie Bewegung sein sollte, um nützlich zu sein. So tragen bspw. bestimmte Vorstellungen wie „wenn es sich nicht um eine Übung von hoher Intensität und/oder Dauer (Krafttraining, mindestens eine Stunde) handelt, dann ist es nicht gut" oft dazu bei, dass Klient:innen ihre Versuche aufgeben (auf Null zurückgehen), weil sie dieses anspruchsvolle Niveau nicht erreichen oder halten können. In diesem Sinne ist es wichtig, sich daran zu erinnern, dass viele Menschen, die von emotionalen Störungen betroffen sind, auch einen klinischen Perfektionismus aufweisen. Diese Persönlichkeitsveranlagung führt dazu, dass sie sehr hohe oder unerreichbare Maßstäbe für ihre eigene Leistung setzen, sich selbst in schwarz-weißer Hinsicht bewerten und hart kritisieren, wenn sie diesen Standard nicht erreichen (Keegan 2023).

Daher ist es im Allgemeinen förderlicher, die Übungen schrittweise durchzuführen, beginnend mit einer kurzen, aber für den Zeitplan der Patient:innen machbaren Zeit, mit einem adaptiven und relativ einfachen Niveau, von dem sie ein *positives Feedback* der Selbstwirksamkeit erhalten.

6.9 Indikationen und Kontraindikationen

Die von der Weltgesundheitsorganisation (WHO) entwickelten Leitlinien für körperliche Aktivität enthalten detaillierte Angaben zur Art der Aktivität, die je nach Alter und anderen Bedingungen, wie z. B. einer Schwangerschaft, angezeigt ist (WHO 2020), und machen deutlich, dass jeder Mensch sich körperlich betätigen kann und dies auch sollte, da dies eine der zentralen Achsen der menschlichen Gesundheit ist.

Es wurde bereits erwähnt, dass körperliche Bewegung zu den therapeutischen Alternativen gehört, um einige weit verbreitete Probleme wie Depressionen zu bekämpfen, und dass sie zu den primären Ansätzen für die Behandlung und Prävention von Krankheiten zählt. In beiden Fällen sollten bei der Indikationsstellung für körperliche Betätigung die individuellen Präferenzen und die Motivation berücksichtigt werden. Daten deuten darauf hin, dass Programme zur Förderung von Bewegung und körperlicher Aktivität bei motivierten Personen besser zu funktionieren scheinen. Wie im vorangegangenen Abschnitt erörtert, ist es notwendig, das Motivationsniveau der Klienten zu bewerten, um die Interventionen entsprechend anzupassen.

Was die Kontraindikationen betrifft, so ist es wichtig, zum Zeitpunkt der Evaluation (wie im Abschnitt über Evaluation und erste Schritte erwähnt), vorsichtig und gründlich Informationen über den allgemeinen Gesundheitszustand der Person sowie über etwaige zum Zeitpunkt der Konsultation bestehende Pathologien einzuholen, die durch körperliche Aktivität beeinträchtigt werden könnten. Eine einfache Möglichkeit, dies sicherzustellen, besteht darin, den Klienten zu einem Fitness-Test aufzufordern, bei dem die Ärztin erforderlichenfalls die Art(en) der körperlichen Betätigung angibt, die die Person vermeiden sollte, und sichere Alternativen vorschlägt (z. B. den Rat, bei einer Person mit einem Bandscheibenvorfall gewichttragende Übungen zu vermeiden).

6.10 Diskussion und Perspektiven

Der Zusammenhang zwischen körperlicher Aktivität und Gesundheit war in den letzten Jahren Gegenstand zahlreicher Studien, die einen vielversprechenden Ansatz für die Behandlung sowohl körperlicher als auch psychischer Probleme aufzeigten.

Das Stigma, das mit der Behandlung psychischer Erkrankungen verbunden ist, kann für diejenigen, die Hilfe benötigen, ein erhebliches Hindernis darstellen. Im Gegensatz dazu ist körperliche Aktivität nicht nur nicht mit diesem Stigma behaftet, sondern wird oft als Teil eines gesunden Lebensstils gefördert. Dies kann es Menschen erleichtern, körperliche Aktivität in ihren Alltag zu integrieren – ohne sich stigmatisiert zu fühlen – und so ihre Lebensqualität zu verbessern.

Im Gegensatz zu einigen psychologischen und pharmakologischen Therapien, deren Commitment und Adhärenz beeinträchtigt sein können, die zudem kostspielig und nicht immer zugänglich sind, stellt körperliche Aktivität eine praktikable Alternative dar. Gehen, Laufen, Radfahren oder Sport sind Aktivitäten, die wenig oder keine spezielle Ausrüstung erfordern, in einer Vielzahl von Umgebungen durchgeführt werden können und ein Gefühl der Erfüllung und des Wohlbefindens vermitteln, was ein starker Anreiz ist, sie als gesunde Gewohnheit zu übernehmen.

Trotz des zunehmenden Wissens über den Nutzen von Bewegung und anderer nützlicher Strategien zur Verringerung des sitzenden Verhaltens bleibt das allgemeine Niveau der körperlichen Aktivität für viele Menschen ein Problem. Wie McEwan et al. (2022) in ihrer Meta-Analyse anmerken, ist die Frage, wie nach gezielten Interventionen die Aufrechterhaltung der körperlichen Aktivität erreicht werden kann, nach wie vor Gegenstand wissenschaftlicher Diskussionen.

6.11 Literatur

Abellán Alemán, J., Sainz de Baranda Andujar, P., Ortín Ortín, E. J., Saucedo Rodrigo, P., Gómez Jara, P., Leal Hernández, M. (2014): Guía para la prescripción de ejercicio físico en pacientes con riesgo cardiovascular. Seh-Lelha

American College of Sports Medicine (2015): Exercise Preparticipation. Health Screening Recommendations. Leading the Way. https://www.acsm.org/education-resources/trending-topics-resources/physical-activity-guidelines, 01.05.2025

American Psychological Association (2019): Clinical Practice Guideline for the Treatment of Depression across three Age Cohorts. https://www.apa.org/depression-guideline, 07.07.2025

Barlow, D. H., Durand, V. M., Hofmann, S. G. (2023): Physical Disorders and Health Psychology. In: Barlow, D. H., Durand, V. M., Hofmann, S. G. (2023): Psychopathology: An Integrative Approach to Mental Disorders, 9. Ed. Cengage Learning, 318–355

Borrego Balsalobre, F. J., López Sánchez, G. F., Díaz Suárez, A. (2014): Relationships Between Physical Fitness and Physical Self-Concept in Spanish Adolescents. Procedia – Social and Behavioral Sciences 132, 343–350

Braun, M., Schroé, H., De Paepe, A. L., Crombez, G. (2023): Building on Existing Classifications of Behavior Change Techniques to Classify Planned Coping Strategies: Physical Activity Diary Study. JMIR formative research 7, e50573, https://doi.org/10.2196/50573

Busch, A. M., Uebelacker, L. A., Kalibatseva, Z., Miller, I. W. (2010): Measuring Homework Completion in Behavioral Activation. Behavioral Modification, 34(4), 310–329. doi:10.1177/0145445510373384

Caspersen, C. J., Powell, K. E., Christenson, G. M. (1985): Physical Activity, Exercise, and Physical Fitness: Definitions and Distinctions for Health-related Research. Public Health Reports (Washington, D.C.: 1974), 100(2), 126–131

Cooney, G. M., Dwan, K., Greig, C. A., Lawlor, D. A., Rimer, J., Waugh, F. R., McMurdo, M., Mead, G. E. (2013): Exercise for Depression. The Cochrane Database of Systematic Reviews 9, Cd004366, doi: 10.1002/14651858.CD004366.pub6

Craig, C. L., Marshall, A. L., Sjöström, M., Bauman, A. E., Booth, M. L., Ainsworth, B. E., Pratt, M., Ekelund, U., Yngve, A., Sallis, J. F., Oja, P. (2003): International Physical Activity Questionnaire: 12-Country Reliability and Validity. Medicine and Science in Sports and Exercise 35(8), 1381–1395, https://doi.org/10.1249/01.MSS.0000078924.61453.FB

Deslippe, A. L., Soanes, A., Bouchaud, C. C., Beckenstein, H., Slim, M., Plourde, H., Cohen, T. R. (2023): Barriers and Facilitators to Diet, Physical Activity and Lifestyle Behavior Intervention Adherence: a Qualitative Systematic Review of the Literature. The International Journal of Behavioral Nutrition and Physical Activity 20 (1), 14, https://doi.org/10.1186/s12966-023-01424-2

Dimidjian, S., Hollon, S. D., Dobson, K. S., Schmaling, K. B., Kohlenberg, R. J., Addis, M. E., Gallop, R., McGlinchey, J. B., Markley, D. K., Gollan, J. K., Atkins, D. C., Dunner, D. L., Jacobson, N. S. (2006): Randomized Trial of Behavioral Activation, Cognitive Therapy, and Antidepressant Medication in the Acute Treatment of Adults with Major Depression. Journal of Consulting and Clinical Psychology 74 (4), 658–670, doi: 10.1037/0022-006x.74.4.658

Duarte Climents, G., Sánchez Gómez, M. G., Palenzuela Luis, N., González Abreu, J., Guzmán-Fernández, C. J., Ramos-Santana, S., Gómez-Salgado, J., Rodríguez-Gómez, J. A., Romero-Martín, M. (2020): Relationship Between the Self-Concept and Physical Activity Towards the Prevention of Chronic Illnesses. Medicine 99 (28), e20884, doi: 10.1097/MD.0000000000020884

Furman, D., Campisi, J., Verdin, E., Carrera-Bastos, P., Targ, S., Franceschi, C., Ferrucci, L., Gilroy, D. W., Fasano, A., Miller, G. W., Miller, A. H., Mantovani, A., Weyand, C. M., Barzilai, N., Goronzy, J. J., Rando, T. A., Effros, R. B., Lucia, A., Kleinstreuer, N., Slavich, G. M. (2019): Chronic Inflammation in the Etiology of Disease across the Life Span. Nature Medicine, 25(12), 1822–1832. https://doi.org/10.1038/s41591-019-0675-0

Gilbert, P. (2009): Overcoming Depression: A Self-Help Guide Using Cognitive-Behavioural Techniques, 3rd ed. Robinson, London

Holland, J. M., Gallagher-Thompson, D. (2011): Interventions for Mental Health Problems in Later Life. In D. H. Barlow (Ed.), Oxford Handbook of Clinical Psychology (pp. 810–836). Oxford University Press, New York, NY

Ingram, R. D. (1990): Self-Focused Attention in Clinical Disorders: Review and a Conceptual Model. Psychological Bulletin 107 (2), 156–76, doi: 10.1037/0033-2909.107.2.156

Jacquart, J., Dutcher, C. D., Freeman, S. Z., Stein, A. T., Dinh, M., Carl, E., Smits, J. A. (2019): The Effects of Exercise on Transdiagnostic Treatment Targets: A Meta-Analytic Review. Behaviour Research and Therapy 115, 19–37

Kandola, A., Ashdown-Franks, G., Hendrikse, J., Sabiston, C. M., Stubbs, B. (2019): Physical Activity and Depression: Towards Understanding the Antidepressant Mechanisms of Physical Activity. Neuroscience and Biobehavioral Reviews 107, 525–539, https://doi.org/10.1016/j.neubiorev.2019.09.040

Kanter, J. W., Busch, A. M., Rusch, L. C. (2009): Behavioral Activation: Distinctive Features. Taylor & Francis, Routledge

Keegan, E. (ed.) (2023): Perfeccionismo clínico. Conceptualización y tratamiento. Akadia, Buenos Aires

Kohl, H. W., 3rd, Craig, C. L., Lambert, E. V., Inoue, S., Alkandari, J. R., Leetongin, G., Kahlmeier, S., Lancet Physical Activity Series Working Group (2012): The Pandemic of Physical Inactivity: Global Action for Public Health. Lancet (London, England), 380(9838), 294–305. https://doi.org/10.1016/S0140-6736(12)60898-8

LeBouthillier, D., Asmundson, G. (2017): The Efficacy of Aerobic Exercise and Resistance Training as Transdiagnostic Interventions for Anxiety-Related Disorders and Constructs: A Randomized Controlled Trial. Journal of Anxiety Disorders 52, 43–52

Lejuez, C. W., Hopko, D. R., Acierno, R., Daughters, S. B., Pagoto, S. L. (2011): Ten Year Revision of the Brief Behavioral Activation Treatment for Depression: Revised Treatment Manual. Behavior Modification 35 (2), 111–161, doi: 10.1177/0145445510390929

Lin, X., Zheng, J., Zhang, Q., Li, Y. (2024): The Effects of Mind Body Exercise on Anxiety: A Systematic Review and Meta-Analysis of Randomized Controlled Trials. Mental Health and Physical Activity 26, 100587, https://doi.org/10.1016/j.mhpa.2024.100587

McEwan, D., Rhodes, R. E., Beauchamp, M. R. (2022): What Happens When the Party Is Over?: Sustaining Physical Activity Behaviors After Intervention Cessation. Behavioral Medicine 48 (1), 1–9, https://doi.org/10.1080/08964289.2020.1750335

McEwen, B. S. (2017): Neurobiological and Systemic Effects of Chronic Stress. Chronic Stress 1, https://doi.org/10.1177/2470547017692328

Michie, S., van Stralen, M. M., West, R. (2011): The Behaviour Change Wheel: A New Method for Characterising and Designing Behaviour Change Interventions. Implementation Sci 6, 42

Mills, P. J., Adler, K. A., Dimsdale, J. E., Perez, C. J., Ziegler, M. G., Ancoli-Israel, S., Grant, I. (2004): Vulnerable Caregivers of Alzheimer Disease Patients Have a Deficit in Beta 2-adrenergic Receptor Sensitivity and Density. American Journal of Geriatric Psychiatry, 12, 281–286

National Institute for Health and Clinical Excellence (2022): Depression in Adults: Treatment and Management. National Clinical Guideline 222. https://www.nice.org.uk/guidance/ng222

Otto, M. W., Smits, J. A. J. (2011): Exercise for Mood and Anxiety: Proven Strategies for Overcoming Depression and Enhancing Well-being. Oxford University Press, Oxford

Rhodes, R. E., de Bruijn, G. J. (2013): How Big Is the Physical Activity Intention-Behaviour Gap? A Meta-Analysis Using the Action Control Framework. British Journal of Health Psychology 18 (2), 296–309, https://doi.org/10.1111/bjhp.12032

Richards, D. A., Ekers, D., McMillan, D., Taylor, R. S., Byford, S., Warren, F. C., Barrett, B., Farrand, P. A., Gilbody, S., Kuyken, W., O'Mahen, H., Watkins, E. R., Wright, K. A., Hollon, S. D., Reed, N., Rhodes, S., Fletcher, E., Finning, K. (2016): Cost and Outcome of Behavioural Activation versus Cognitive Behavioural Therapy for Depression (COBRA): a Randomised, Controlled, Non-Inferiority Trial. Lancet, 388 (10047), 871–880. doi: 10.1016/s0140-6736(16)31140-0

Ruffin, R., Ironson, G., Fletcher, M. A., Balbin, E., Schneiderman, N. (2012): Health Locus of Control Beliefs and Healthy Survival with AIDS. International Journal of Behavioral Medicine, 19(4), 512–517

Stubbs B., Vancampfort, D., Rosenbaum, S., Firth, J., Cosco, T., Veronese N, Salum, G. A., Schuch F. B. (2017): An Examination of the Anxiolytic Effects of Exercise For People with Anxiety and Stress-Related Disorders: A Meta-Analysis. Psychiatry Research 249, 102–108, doi: 10.1016/j.psychres.2016.12.020

Szuhany, K. L., Otto, M. W. (2020): Efficacy Evaluation of Exercise as an Augmentation Strategy to Brief Behavioral Activation for Depression: A Randomized Pilot Trial. Cognitive Therapy and Research 49 (3), 228–241, doi: 10.1080/16506073.2019.1641145

Vancampfort, D., Stubbs, B., Smith, L., Hallgren, M., Firth, J., Herring, M. P., Probst, M., Koyanagi, A. (2018): Physical Activity and Sleep Problems in 38 Low- and Middle-Income Countries. Sleep Medicine 48, 140–147, https://doi.org/10.1016/j.sleep.2018.04.013

Venkatesh, A., Edirappuli, S. D., Zaman, H. P., Zaman, R. (2020): The Effect of Exercise on Mental Health: A Focus on Inflammatory Mechanisms. Psychiatria Danubina 32 (Suppl. 1), 105–113

Watkins, E. R. (2016): Rumination-Focused Cognitive-Behavioral Therapy for Depression. Guilford Press, New York, NY

World Health Organization (2020): WHO guidelines on physical activity and sedentary behavior. Geneva

7 Der Körper bei chronischen Schmerzen

von María Guadalupe Rosales
(aus dem Argentinischen übersetzt von Hans Gunia)

7.1 Einleitung

Über den Körper zu sprechen und mit ihm zu arbeiten, ist für Psycholog:innen nach wie vor eine mühsame Aufgabe. Die Psychotherapie befasst sich seit Jahrzehnten mit der Verbesserung der ganzheitlichen Gesundheit von Menschen, die leiden. Wenn aber Schwierigkeiten mit dem Körper, mit körperlichem Schmerz oder organischem Leiden auftreten, neigen Psychotherapeut:innen paradoxerweise dazu, in eine gewisse Lähmung zu verfallen, oder zumindest fühlen sie sich nicht mehr so sicher, wie wenn sie mit psychischen und Persönlichkeitsstörungen umgehen. Ihre Angst ist größer und ihre Fähigkeit, Hilfsmittel zu finden, ist begrenzter. Der Mangel an Kenntnissen in Physiologie, Anatomie sowie in der Ätiologie und Pathophysiologie der häufigsten Krankheiten versetzt sie oft in Alarmbereitschaft. Es wird deutlich, dass viele bezüglich der Anatomie des Körpers nicht sehr gut ausgebildet sind.

Es kommt oft vor, dass in der klinischen Supervision ein:e Patient:in mit einer organischen Komplikation vorgestellt wird, z. B. Bauchspeicheldrüsenkrebs, eine Lebertransplantation oder eine Endometriose-Operation, und auf die Frage: „Wissen Sie, wo sich die Bauchspeicheldrüse, die Leber oder die Gebärmutterschleimhaut befindet?“ das Schweigen im Raum oft überwältigend ist. Dieser akademische Mangel spiegelt sich häufig in psychotherapeutischen Behandlungen wider. Wenn ein:e Patient:in auf körperliche Schmerzen hinweist, wird das für Psycholog:innen oft zu einer Herausforderung. Die kognitiv-verhaltenstherapeutische Literatur darüber, wie man bei körperlichen Schwierigkeiten intervenieren kann, ist spärlich (Sündermann et al. 2020; Tsay et al. 2015).

In diesem Kapitel sollen die wichtigsten aktualisierten Konzepte der kognitiven Verhaltenstherapie bei chronischen Schmerzen, bei denen der Körper eine zentrale Rolle spielt, vorgestellt werden. Damit sollen den Angehörigen der Gesundheitsberufe Instrumente an die Hand gegeben werden, mit denen sie das unangenehme Schweigen angesichts von Patient:innenaussagen wie „Ich weiß nicht, was mit meinem Körper los ist", „Ich verstehe nicht, warum ich eine Psychotherapie machen soll, wenn ich körperliche Schmerzen habe" usw. mit mehr Gelassenheit überwinden können. In unserem Ansatz werden wir versuchen, Konzepte der modernen kognitiven Verhaltenstherapie (KVT) mit Daten aus der argentinischen Forschung zu untermauern und zeigen, wie Menschen mit chronischen Schmerzen denken und wie sich dies auf den Schweregrad ihrer Schmerzen auswirkt.

7.2 Theorie

7.2.1 Der gesunde Körper

Der gesunde Körper ist ein Organismus, der in der Lage ist, eine Homöostase aufrechtzuerhalten, d. h. die Stabilität begrenzter lebenserhaltender physiologischer Systeme wie pH-Regulierung, Körpertemperatur, Glukosespiegel und Sauerstoffdruck aufrechtzuerhalten. Stressereignisse lösen Fehlreaktionen aus, die zu somatischen und psychischen Schäden führen. Problematisch ist, wenn der Körper dauerhaft stressigen Ereignissen ausgesetzt ist. Dies führt zu einer Destabilisierung der Homöostase und damit zu einer hohen allostatischen Belastung mit dysregulierten Reaktionen in den für die Stressbewältigung erforderlichen Systemen (autonomes Nervensystem, Hypothalamus-Hypophysen-Nebennieren-Achse, Herz-Kreislauf-System, Immunsystem und Stoffwechselsystem), die für den Schutz des Körpers vor äußeren und inneren Bedrohungen verantwortlich sind (Borenstein 2020). Ein Körper, der jahrelang in einem dysregulierten Zustand funktioniert, wird mit größerer Wahrscheinlichkeit krank.

Der gesunde Körper verfügt über ein besonderes Alarmsystem, das auf äußere und innere Reize reagiert, die schädlich sein könnten. Schmerz ist ein Teil des gesunden Körpers. Er ist ein adaptives Signal, eine Überlebensfunktion und beinhaltet eine unangenehme Wahrnehmung im Zusammenhang mit Gewebeschäden, die durch schädliche Reize (Entzündung) oder direkte Verletzungen (mechanischer Bruch oder Dehnung) entstehen (Kent et al. 2017). In diesem Fall handelt es sich um nozizeptive Schmerzen. Sie treten abrupt auf, sind von begrenzter Dauer (weniger als drei Monate) und erfüllen diese biologisch nützliche Warnfunktion. Nicht, weil sie die Verletzung verhindern, sondern weil sie, wenn die Verletzung einmal eingetreten ist, verhindern, dass sie sich ausbreiten oder verschlimmern, und somit die Heilung sowie die Behandlung ermöglichen. Dies geschieht, weil der Schmerz als Alarmsignal fungiert, um einen Flucht- oder Rückzugsreflex auszulösen. Er löst weiterhin einen sekundären Prozess der Überempfindlichkeit des betroffenen Bereichs aus, so dass es nicht zu einem Kontakt oder einer Bewegung des betroffenen Körperbereichs kommt, was den Organismus wiederum vor weiteren Schäden schützt (Wortley 2014). Er wird durch schnelle Nervenleitbahnen (a-delta) übertragen und ist im Allgemeinen leicht zu identifizieren und zu lokalisieren (Blanco 2014).

7.2.2 Der Körper mit chronischen Schmerzen

Wenn das körperliche Schmerzsignal ohne Gewebeschaden auftritt, länger als drei Monate anhält oder über die erwartete Heilungszeit hinaus andauert, ist der Schmerz nicht mehr adaptiv und wird zu einer dysfunktionalen und behindernden Erfahrung. In solchen Fällen spricht man von *chronischen Schmerzen*. Sie werden als eigenständige Krankheit eingestuft und rechtfertigen eine spezifische diagnostische Bewertung, eine multimodale Behandlung und einen Rehabilitationsprozess (Rosales/Keegan 2019; Treede et al. 2019).

Chronische Schmerzen sind ein objektiver Beweis dafür, dass der Körper in einer Dysregulation seiner Psychoneuroimmunoendokrinologie verharrt und dass die tägliche allostatische Belastung bereits eine Tatsache ist.

Bei der Untersuchung von Menschen mit chronischen Schmerzen wird immer wieder bestätigt, dass die belastenden Lebensereignisse, die sie erlebt haben, die individuelle Homöostase zerstört haben: biologisch, emotional, kognitiv, verhaltensmäßig und zwischenmenschlich.

Betrachtet man Stress als Komponente von Bewertung (Lazarus 1993), so lassen sich in der klinischen Praxis zwei charakteristische Gruppen von Menschen mit chronischen Schmerzen beobachten. Die erste Gruppe umfasst Personen, die belastende und sehr traumatische Ereignisse erlebt haben, die sich auf ihr Wohlbefinden ausgewirkt haben, z. B. den Verlust eines Kindes, sexuellen Missbrauch, körperliche Gewalt durch Bezugspersonen, den unerwarteten Verlust der Eltern, plötzliches Verlassenwerden, um nur die wichtigsten zu nennen. Menschen aus dieser Gruppe kommen oft wegen chronischer Schmerzen in die Beratung und wissen noch nicht, dass sie auch an einer posttraumatischen Belastungsstörung oder an Prozessen der emotionalen Dysregulation leiden, die aus einem invalidierenden Familienkontext und einer hohen emotionalen Verletzlichkeit resultieren (Linehan 2014).

Zu der zweiten Gruppe gehören Menschen, die über viele Jahre hinweg bestimmte positive oder negative Ereignisse erlebt haben, die eine erhebliche Stressbelastung mit sich brachten: z. B. eine Migration, ein Umzug, ein Raubüberfall, ein Unfall, die schwere Erkrankung eines geliebten Menschen, ein finanzieller Zusammenbruch der Familie, die Geburt mehrerer Kinder innerhalb weniger Jahre, der Verlust des Arbeitsplatzes, wiederholte Krankheitsfälle in der Familie und anderes mehr. Es gibt viele Situationen, in denen der Körper seine Homöostase wahrscheinlich noch nicht wiederhergestellt hatte, als er erneut einem lebensverändernden „Tsunami" ausgesetzt wurde. In diesen Fällen kommen die Menschen oft mit starken chronischen Schmerzen und pathologischen Angstzuständen in die Sprechstunde, mit Angstzuständen, die die Klient:innen als „man kann sie nicht aus dem Körper entfernen" definieren.

Darin liegt einer der wichtigsten Aspekte der kognitiven Verhaltenstherapie: Erlebte Ereignisse können nicht verändert werden, wohl aber wie man sie interpretiert (Beck et al. 1979; Hofmann 2021). Menschen mit chronischen Schmerzen entwickeln im Laufe der Jahre Überzeugungen über ihr Leben und darüber, warum ihr Körper schmerzt. Das Problem ist, dass diese Interpretationen nicht immer funktional sind und weder den Schmerz bewältigen noch seine permanente Wahrnehmung reduzieren können. Genau darauf sollte sich aber die Therapie konzentrieren.

7.2.3 Die psychologisch-wissenschaftliche Perspektive auf den Schmerz

Die Funktion des Schmerzes als Warnsignal vor einer Schädigung mag universell erscheinen, aber sie tritt nicht bei allen Menschen in gleicher Weise auf. Manche Menschen schaffen es nicht, das Schmerzsignal rechtzeitig zu aktivieren, und andere nehmen auch ohne objektive Gewebeschäden extreme Schmerzen wahr, die zu Leiden und Funktionseinschränkungen führen.

Das erste psychologische Modell, mit dem versucht wurde, diese Situation zu erklären, wurde von Melzack und Wall (1965) entwickelt, die mit der *Gate-Control-Theorie* Klarheit über die Fähigkeit zur Schmerzwahrnehmung schufen. Sie zeigten, dass Schmerz im Gehirn kodiert wird und dies eine Reihe komplexer Mechanismen erfordert, an denen die Kognition, d. h. unsere Interpretation der Schädigung, beteiligt ist. Es gibt neuronale Mechanismen im Dorsalhorn der Medulla, die die Übertragung vom peripheren Nervensystem (PNS) zum zentralen Nervensystem (ZNS) modulieren. Sie entsprechen einem Gebiet, in dem eine große Anzahl von primären afferenten Fasern, erregenden und hemmenden Interneuronen und absteigenden Fasern aus den höheren Zentren des ZNS zusammenlaufen. Der Prozess besteht darin, dass die Nervenmechanismen des Rückenmarks wie ein Tor wirken, das den Fluss der Nervenimpulse erhöhen oder verringern kann (Öffnen oder Schließen des Tors) (Boothby et al. 1999;

Martel/Ortiz 2001). Fast dreißig Jahre später hat Melzack selbst das ursprüngliche Modell komplexer gestaltet und den Begriff der Neuromatrix eingeführt (Melzack 1999), die erklärt, dass es mehrere Bereiche des ZNS gibt, die bei der Schmerzentstehung systemisch zusammenarbeiten. Das Rückenmark, der Hirnstamm und der Thalamus, das limbische System (Hypothalamus, Amygdala, Hippocampus, anteriorer cingulärer Kortex) und der insulare Kortex, die die emotionalen Aspekte und die Intensität des Schmerzes kodieren, der somatosensorische Kortex, der es ermöglicht, den Schmerz zu „spüren", der motorische Kortex und der präfrontale Kortex, der für die Wahrnehmung des Schmerzes zuständig ist, sind daran beteiligt. Anhand dieses Modells können wir verstehen, dass die Schmerzerfahrung komplex ist. Die Schmerzwahrnehmung wird durch Faktoren wie Aufmerksamkeit (Van Damme et al. 2010), früheres Lernen über Verletzungen, Krankheiten und den Schmerz selbst (Wiech et al. 2014), den sozialen Kontext und die Stimmung beeinflusst. Die Stimmung wird als ein wichtiger Faktor für die Verstärkung der Schmerzerfahrung gesehen (Simons et al. 2014; Villemure/Bushnell 2009).

Dies erklärt, warum der Mensch Schmerzen auch dann wahrnehmen kann, wenn kein Gewebeschaden vorliegt, oder sogar, wenn kein Organ vorhanden ist, wie beim Phantom-Limb-Syndrom (Melzack 1989).

Auf diese Weise vollzieht die Psychologie einen radikalen Wechsel von einem biomedizinischen Modell zu einer biopsychosozialen Perspektive auf den Schmerz, in der die psychische Gesundheit eine zentrale Rolle in der Behandlung spielt (Flor/Turk 2011; Gatchel et al. 2007; Jensen/Turk 2014).

Schmerz wird heute als eine belastende Erfahrung definiert, die mit einer tatsächlichen oder potenziellen Gewebeschädigung einhergeht und sensorische, emotionale, kognitive und soziale Komponenten umfasst (Narvaez Tamayo et al. 2024; Raja et al. 2020, IASP 2020).

Wenn der Körper dauerhaft schmerzt, ist die Behandlung nicht einfach. Damit der Körper aufhört zu schmerzen, muss eine Behandlung in Gang gesetzt werden, die komplex ist.

7.3 Kognitive Verhaltenstherapie bei chronischen Schmerzen

Die kognitive Verhaltenstherapie bietet eine außergewöhnliche Ressource, um Veränderungen in den Interpretationen und dysfunktionalen Bewältigungsstrategien, die das Erleben von Gesundheit und Krankheit beeinträchtigen, zu bewirken. All die extremen, belastenden und sogar traumatischen Situationen, die Menschen mit Schmerzen durchleben mussten, können uminterpretiert werden, selbst schmerzhafte körperliche Empfindungen. Es gibt viele Unterschiede zwischen den am weitesten verbreiteten Behandlungsstrategien (Flor/Turk 2011; Gardner-Nix 2009; Moix/Kovacs 2009; Nicholas et al. 2012; Otis 2007; Winterowd et al. 2003). Allerdings gibt es Gemeinsamkeiten, die die Kernstruktur der integrativen kognitiven Verhaltenstherapie für chronische Schmerzen bilden (Rosales 2023), Abb. 7.1.

Die erste wichtige und notwendige Behandlungsphase, die es zu nutzen gilt, ist die *Psychoedukation (PE)*. Sie hat ihren Ursprung in der medizinischen Versorgung. Dort wurde deutlich, dass es klinisch vorteilhaft ist, wenn Patient:innen über ihre Krankheiten informiert sind. Es handelt sich um eine Technik, die darin besteht, den Patient:innen sachlich korrekte Informationen über ihren Zustand zu vermitteln, und die unerlässlich ist, um alternative, funktionale Sichtweisen auf bestimmte Erfahrungen zu entwickeln und zu fördern (Keegan/Holas 2009). PE ist eine grundlegende Strategie zur Korrektur, Flexibilisierung und Organisation von Überzeugungen darüber, was mit Menschen geschieht, die Schmerzen haben und die nicht verstehen, warum sie Schmerzen haben. PE schafft Klarheit über die Diagnose, die Krankheitsstadien und die Behandlungsziele für jedes Stadium und ist selbst eine Technik zum Abbau kognitiver Vorurteile über Schmerzen und ihre Grenzen.

Die zweite Behandlungsphase besteht aus *Entspannungs- und Achtsamkeitsübungen*, bei denen Patient:innen Strategien zum Abbau körperlicher Spannungen erlernen (mehr dazu in den praktischen Übungen).

Drittens wird an der *Schlaf-, Haltungs- und Ernährungshygiene* gearbeitet. In dieser Behandlungsphase werden in Absprache mit Fachleuten aus den Bereichen Ernährung, Kinesiologie, Physiotherapie, Psychiatrie usw. Ziele festgelegt, um die Gewohnheiten zu verbessern, die dazu neigen, sich angesichts von Schmerzen zu verschlechtern und unorganisiert zu werden. Die *kognitive Umstrukturierung*, eine Technik und ein zentrales Endziel, zielt darauf ab, kognitive Dissonanzen

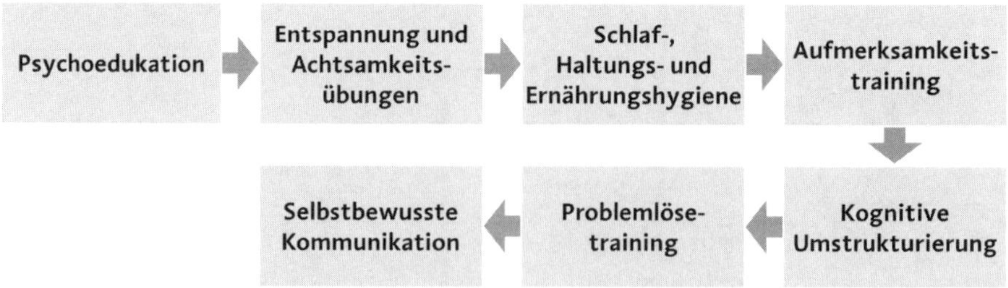

Abb. 7.1: Gemeinsamkeiten kognitiv verhaltenstherapeutischer Strategien bei chronischen Schmerzen

zu erzeugen, um diejenigen dysfunktionalen Überzeugungen zu ändern, die die Vulnerabilität erzeugt haben und die den schmerzhaften Zustand und die damit verbundenen psychischen Störungen aufrechterhalten (Otis 2007; Rosales 2023). Seit Anfang 2000 ist die Behandlungsphase des *Aufmerksamkeitstrainings* hinzugekommen, die darauf abzielt, Techniken zu integrieren, die es den Patient:innen und den Therapeut:innen ermöglichen, den Fokus der Aufmerksamkeit von der Bedrohung (Schmerz und körperliches Unbehagen) auf funktionalere und adaptivere Foci zu verschieben. In dieser Phase ist es von entscheidender Bedeutung, verschiedene Verfahren (Ablenkungsstrategien, Änderung des Aufmerksamkeitsfokus, „Stoppen des Grübelns", u. a.) zu integrieren, um den kognitiven Prozess des Grübelns zu stoppen, der sich in unserer Forschung als eine maladaptive Denkweise und als Verstärker der Schmerzstärke erwiesen hat (Rosales 2023).

Danach folgt eine *Problemlösungsphase*, in der es um adaptive Bewältigung, Leistungsverbesserung und angemessene emotionale Regulierung geht, um die von den Patient:innen gesetzten Ziele zu erreichen.

Die letzte Behandlungsphase befasst sich mit der selbstbewussten *Kommunikation*. Sie besteht darin, die Patient:innen darin zu schulen, Familienmitgliedern, nahestehenden Personen, Ärzt:innen und Partner:innn die schmerzhaften Erfahrungen mitzuteilen. Es ist wichtig, dass die Patient:innen eine ausgewogene und effektive Kommunikation über ihre Schmerzerfahrung trainieren können (Rosales / Keegan 2021).

Die Therapieinhalte werden wöchentlich als Einzelsitzungen (sechzig Minuten) oder als Gruppensitzungen (bis zu zehn Teilnehmende á neunzig Minuten Dauer) angeboten.

7.3.1 Auf den schmerzenden Körper bezogene Überzeugungen

Der Mensch mit chronischen Schmerzen empfindet seinen Körper als zerstört. Es ist nicht nur ein Körper, der Schmerzen hat, und es ist auch nicht nur ein Gehirn, das Schmerzen verursacht, es ist eine Person, die täglich leidet und im Allgemeinen nicht weiß, was sie tun soll. Sie kommt in die Psychotherapie, ohne zu verstehen, warum sie dorthin überwiesen wurde. Man hat ihr gesagt, dass ihre Schmerzen „ein Produkt ihres Geistes" oder das Ergebnis eines „psychosomatischen" Prozesses sind oder dass man „klinisch nichts mehr tun kann". Taylor und Asmundson (2004) haben eine Klassifizierung typischer Überzeugungen bei Patient:innen mit Gesundheitsängsten erstellt, die für das Verständnis der gängigen Vorstellungen bei Schmerzpatient:innen hilfreich ist. Häufig werden

Überzeugungen über die *Bedeutung von körperlichen Veränderungen und Empfindungen* geäußert, wie z. B. „Ich bin nur dann gesund, wenn ich nichts in meinem Körper spüre", „Wenn ich heute steif aufwache, kann ich morgen nicht mehr aufstehen und das wird immer schlimmer", „Jedes Mal, wenn ich ein neues Symptom spüre, denke ich, dass es schlimmer werden wird". Gleichzeitig haben sie Vorstellungen über die *Folgen der Krankheit:* „Wenn ich krank werde, komme ich nicht mehr zurecht", „Wenn ich weiterhin Schmerzen habe, werden am Ende alle erschöpft sein", „Alles, was ich tun konnte, werde ich nicht mehr tun können" usw. und Gedanken über eine *erhöhte Verletzlichkeit/Empfindlichkeit:* „Ich habe einen Körper, der nicht funktioniert", „Ich bin zerbrechlich", „Mir wird immer etwas schlecht" usw. Was die *Wahrnehmung der Angehörigen der Gesundheitsberufe* betrifft, so haben sie im Allgemeinen die Vorstellung, dass sie an eine Psychotherapie überwiesen wurden, weil „die Ärzte nichts mehr tun können".

Diese voreingenommene Interpretation muss in erster Linie von den Angehörigen der Gesundheitsberufe validiert und mitfühlend behandelt werden. Patient:innen empfinden oft Schmerzen, Hoffnungslosigkeit und Misstrauen gegenüber Behandlungen, weil in der Kommunikation mit dem Behandlungsteam ihre eigene Perspektive nicht ernst genommen wurde. Wie Adriana Schnake, die Entwicklerin des organismischen Modells, sagte:

> *„Ob wir es wollen oder nicht, der Patient ist ein Informant, den wir Ärzte mit großer Aufmerksamkeit beobachten, um zu erkennen, wie viel Glaubwürdigkeit er hat. Und die Wahrheit ist, dass es wenig Glaubwürdigkeit für jemanden gibt, der mit einem Teil von sich selbst kämpft, dessen Symptome ihn überwältigen und von dem er sich befreien möchte. Es ist nicht so, dass der Informant lügt. Es ist vielmehr so, dass er nicht weiß oder glaubt, dass das, was ihn schmerzt oder sich auf so unannehmbare Weise äußert, ein Teil von ihm selbst ist; das, was schmerzt, ist einfach eine Krankheit (Schnake 1995)".*

Solche Überzeugungen, die in vielen Fällen durch konkrete Erfahrungen gestützt werden, führen dazu, die wahrgenommene Bedrohung durch schmerzhafte Erfahrungen zu verstärken. Psychoedukation und kognitive Umstrukturierung sind deshalb von wesentlicher Bedeutung, um die Wahrnehmung von Unbehagen zu verändern. Dabei handelt es sich um einen maladaptiven kognitiven Prozess, der drei Dimensionen umfasst: wiederholtes Nachdenken über die Ursachen und Folgen des Schmerzes (Rumination), wiederholtes Nachdenken über vermeintlich nützliche Bewältigungsstrategien (Utility) oder die Unfähigkeit, nicht aufhören zu können, über den Schmerz selbst nachzudenken (Intrusion), was alles mit einer erhöhten Schmerzintensität einhergeht (Rosales

2023; Soo et al. 2013). Ziel wäre es, nicht nur zu ändern, worüber die Patient:innen nachdenken, sondern auch, *wie* sie darüber denken.

7.3.2 Datenlage

In einer von uns in Argentinien durchgeführten Literaturübersicht über die Wirksamkeit der kognitiven Verhaltenstherapie (KVT) bei chronischen Krankheiten (Goldschmidt et al. 2024) fanden wir Studien zu chronischen Schmerzen mit positiven Ergebnissen in Bezug auf Schlaflosigkeit (Wiklund et al. 2022), auf die Beeinträchtigung des täglichen Lebens durch den Schmerz und auf die psychische Gesundheit (Higgins et al. 2022) sowie auf das Ausmaß von Depression, Müdigkeit und Angst (Bernard et al. 2018; Shen et al. 2020; Ma et al. 2023). Hinsichtlich der Verringerung der Schmerzintensität zeigten die Ergebnisse zweier Meta-Analysen eine signifikante Verringerung der Schmerzintensität (Shen et al. 2020; Ma et al. 2023), während eine dritte Meta-Analyse heterogene Ergebnisse zeigte (Bernard et al. 2018).

Bernardy et al. (2018) haben eine Meta-Analyse über den klinischen Nutzen von KVT bei chronischen Schmerzen in einer Stichprobe von 2509 Proband:innen mit Fibromyalgie aus 29 randomisierten kontrollierten Studien veröffentlicht. Die KVT zeigte sich den Vergleichsgruppen (Warteliste, unspezifische Behandlung, andere nicht-pharmakologische Therapien, Aufmerksamkeitskontrolle) bei der Schmerzreduktion um 50 %, der Verbesserung der gesundheitsbezogenen Lebensqualität um 20 % und der Verringerung der negativen Stimmung sowie der Behinderung als überlegen. Die Ergebnisse waren auch bei den Nachuntersuchungen nach der Behandlung stabil (Bernardy et al. 2018).

Die wichtigsten Leitlinien für klinische Exzellenz (NICE 2021; 2009; NIMH 2009) und die Leitlinien der International Association for the Study of Pain (IASP; (Kopf/Patel 2010)) empfehlen KVT als psychologische Behandlung der ersten Wahl. Es ist erwähnenswert, dass ein multidisziplinärer Ansatz empfohlen wird, der eine Schmerzpharmakotherapie (psychiatrisch und/oder schmerzmedizinisch), Physiotherapie/Rehabilitation und geplante körperliche Aktivität beinhalten sollte.

7.4 Praktische Übungen

7.4.1 Den Körper bewegen, wenn er schmerzt

Um den Schmerz zu lindern, muss man den Körper einbeziehen, ihn bewegen, ihn benutzen. Den Patient:innen wird beigebracht, dass der Körper, der schmerzt, ein angespannter Körper ist und dass Muskelverspannungen ihrerseits den Schmerzpegel erhöhen und den Schmerz verstärken (Langridge/Phillips 1988). Es ist notwendig, diese Anspannung zu lindern, auch um die Konzentration in der Psychotherapiesitzung aufrechtzuerhalten. Menschen mit Schmerzen schränken aus Angst vor weiteren Schmerzen die Bewegung ein oder geben sie auf. Es ist jedoch erwiesen, dass das Vermeiden von Bewegung die Unbeweglichkeit begünstigt, was wiederum die Muskelspannung erhöht, die zu weiteren Schmerzen führt, wodurch der Teufelskreis fortgesetzt wird (Moix/Kovacs 2009). Es geht also darum, sich für einen Moment von dysfunktionalen Interpretationen zu lösen und dem Körper Raum zu geben, damit er andere Wege zum Wohlbefinden finden kann.

7.4.2 Übung: Progressive Muskelentspannung angepasst an den Schmerz

Die progressive Muskelentspannung (PMR; Jacobson 1938) wirkt sich auf die psychophysiologischen Grundlagen des Schmerzes aus, indem sie den Spannungs-Schmerz-Spannungs-Kreislauf deaktiviert. Diese Entspannungsmethode besteht darin, den menschlichen Körper in verschiedene Muskelgruppen zu unterteilen, auf die Patient:innen Zyklen von Muskelanspannung und -entspannung anzuwenden lernen und sich der Empfindung des Kontrasts zwischen jedem dieser Zustände bewusst zu werden. Es wird vermutet, dass PMR zu einer Erhöhung der Durchblutung führen kann, die mehr Sauerstoff liefert und somit den lokalen Stoffwechsel verbessert, was zu einer Verringerung von Schmerzen und Muskelkrämpfen führt. Durch die Verringerung des Muskeltonus wird auch das sympathische Alarmsystem des zentralen Nervensystems deaktiviert, was zu einem Gefühl der Ruhe und Gelassenheit führt. Die Entspannung trägt dazu bei, das Tor zur Schmerzverstärkung zu schließen, was eine Verringerung der Angstgefühle fördert, was wiederum ein Gefühl der Selbstkontrolle und Selbstwirksamkeit vermittelt (Moix/Kovacs 2009).

Instruktion:
„Bereiten Sie eine geeignete Umgebung vor, um die Entspannung einzuleiten. Verringern Sie die Intensität des Lichts, sorgen Sie für Ruhe und nehmen Sie eine bequeme Position ein. Bitte schließen Sie die Augen und achten auf Ihre Atmung, ohne sie zu verändern. Konzentrieren Sie sich jetzt bitte auf den Bereich des Körpers, der Ihnen am meisten Schmerzen oder Unbehagen bereitet. Konzentrieren Sie sich auf diesen Bereich, ohne zu versuchen, etwas zu verändern. Werden Sie eins mit dem schmerzhaften Bereich und konzentrieren Sie sich etwa sieben Sekunden lang auf diesen Bereich.“

Es ist wichtig, dass die Therapeutin die Übung gleichzeitig und synchron mit dem Patienten durchführt. Es ist möglich, die Sitzung aufzuzeichnen, damit der Patient die Übung zu Hause anwenden und üben kann.

Ab diesem Zeitpunkt wird der Patient aufgefordert, verschiedene Muskelgruppen unter Anleitung anzuspannen und zu entspannen. Die Anspannung jeder Muskelgruppe wird für 5 Sekunden gehalten, die anschließende Entspannung sollte 10 bis 15 Sekunden dauern. Jede Muskelgruppe wird zweimal angespannt und entspannt.

Erste Muskelgruppe: Hände, Unterarme und Bizeps

Instruktion:
„Ballen Sie die Fäuste beider Hände so fest wie möglich, spüren Sie die Spannung in der Faust, im Arm und im Unterarm, und halten Sie die Spannung so fest wie möglich (zählen Sie 5 Sekunden). Entspannen Sie sich nun, lockern Sie Ihre Hände, als wären sie Lappen. Lassen Sie sie auf Ihren Schoß oder an die Seite Ihres Oberkörpers sinken und sich wiegen. Achten Sie darauf, wie sie sich entspannen, achten Sie nur auf die Ermüdung der Muskulatur und auf die Entspannung (warten Sie 15 Sekunden).

Wiederholen Sie die Anspannung, ballen Sie beide Fäuste gleichzeitig, bis zum größtmöglichen Unbehagen, als ob Sie etwas Hartes schlagen wollen, halten Sie die Spannung (5 Sekunden) und entspannen Sie. Öffnen Sie beide Hände und lassen Sie die Finger spreizen, bewegen Sie sie, lassen Sie sie seitlich auf den Oberkörper fallen und konzentrieren Sie sich auf Ihre Entspannung. Die Temperatur Ihrer Hände kann sich verändern, Sie können Missempfindungen spüren, das ist normal. Versuchen Sie nicht, irgendetwas zu tun, sondern konzentrieren Sie sich auf diese Entspannung. Beugen Sie nun den Ellbogen und spannen Sie den Bizeps an. Spannen Sie ihn erneut so stark wie möglich an (5 Sekunden). Entspannen Sie ihn nun und achten Sie auf den Unterschied zu vorher. Vielleicht spüren Sie ein Gefühl von Schwere, Wärme und Kribbeln in

Ihren Armen. Während Sie ihn entspannen, können Sie ihn langsam bewegen, ihn seitlich vom Oberkörper schütteln und ihn noch ein wenig mehr entspannen lassen (15 Sekunden)".

Dieselbe Abfolge von Anspannung (5 Sekunden) und Entspannung (15 Sekunden) wird jeweils zweimal wiederholt, und zwar mit folgenden Muskelgruppen:

a Schultern, Hals, Nacken,
b Brust, Bauch und Rücken, und dann
c Oberschenkel, Gesäß, Waden und Füße.

Instruktion zum Schluss:
„Konzentrieren Sie sich auf diese letzte Muskelgruppe, die Sie entspannt haben. Halten Sie Ihre Aufmerksamkeit dort und richten Sie sie jetzt wieder auf Ihre normale Atmung. Nehmen Sie die Körperbewegung und das Geräusch der normalen Atmung wahr, ohne zu versuchen, etwas anderes zu tun. Neigen Sie den Kopf leicht nach vorne, als ob Sie auf den Boden schauen wollten. Beginnen Sie sanft zu blinzeln, um Licht in Ihre Augen zu lassen. Sobald Ihre Augen vollständig geöffnet sind, nehmen Sie den Blickkontakt mit Ihrem Therapeuten wieder auf."

In dieser Abwandlung der traditionellen PMR-Technik (Jacobson 1938) wird vorgeschlagen, die Übung mit der Muskelgruppe zu beginnen, die mit dem *Bereich des größten Schmerzes des Patienten* verbunden ist. Nach so vielen Jahren der Anwendung hat sich herausgestellt, dass der Beginn mit dem schmerzhaftesten Bereich es dem Klienten ermöglicht, sich der Übung ohne große Erwartungsangst hinzugeben, ohne die Sorge, dass der Zeitpunkt kommen wird, den Bereich anzuspannen, der am meisten schmerzt.

Instruktion:
„Wenn Sie mit diesem Bereich beginnen, fällt es Ihnen leichter, und das Endergebnis der Entspannung ist beachtlich. Sie werden schläfrig, das Schmerzempfinden lässt nach und hilft Ihnen sogar, für einige Minuten nicht mehr daran zu denken."

7.5 Ändern von Überzeugungen und der Schmerzwahrnehmung

Erst wenn es den Klient:innen gelingt, den Abbau von Spannungen zu trainieren, ist es möglich, an der Veränderung maladaptiver Überzeugungen und Verhaltensweisen zu arbeiten. Es beginnt die Phase der kognitiven Umstrukturierung und der Veränderung des Aufmerksamkeitsfokus. Die erste zielt darauf ab, die oben erwähnten maladaptiven Überzeugungen flexibler zu machen. Die zweite besteht darin, das Grübeln über den Schmerz zu beenden, um seine Chronifizierung und Schwere zu vermeiden. Zu diesem Zweck ist es wichtig, dass die Betroffenen ihre Schmerzen täglich aufzeichnen, um die Gedanken, Verhaltensweisen und körperlichen Empfindungen zu identifizieren.

7.5.1 Übung: Zeitlich begrenztes, prozessangepasstes tägliches Schmerzprotokoll

Die Patientin wird gebeten, ein tägliches Schmerzprotokoll auszufüllen (Caudill 2009; Moix/Kovacs 2009; Flor/Turk 2011), wie in Tab. 7.1 dargestellt. Wir schlagen vor, dass die Patientin täglich ihre unangenehmsten körperlichen Empfindungen und Schmerzen aufzeichnet. In der vorliegenden Anpassung der ursprünglichen Technik wird ausdrücklich empfohlen, die Aufzeichnung innerhalb der ersten zwei oder drei Sitzungen, aber nicht länger, durchzuführen. Das Ziel ist es, die Erfahrungen der Patientin so konkret und realistisch wie möglich zu erfassen. Um kognitive Prozesse zu erkennen, ist es von großem Wert, wenn die Klient:innen aufzeichnen, was sie denken, aber auch wie viel Zeit sie mit diesem oder jenem Gedanken verbringen.

Tab. 7.1: Tägliches Schmerztagebuch – angepasst an den von Caudill (2009) vorgeschlagenen Plan

Situation (Zeit, Ort, Wetter hinzufügen)	**Beschreibt die körperliche Empfindung**	**Schmerz-niveau (0 bis 10)**	**Gefühl**	**Gedanken**	**Zeit, die für diese Gedanken aufgewendet wird (Prozess)**	**Durch-geführte Verhaltens-weisen (einschließlich Medikamente)**	**Grad der durch dieses Verhalten erzielten Verbesserung (0 bis 10)**
Ich habe zu Ende gegessen. Ich mache mich fertig fürs Bett Es ist der 7. Juli, Winter, es hat 5°, ich bin zu Hause.	Schmerzen im ganzen Körper. Kopf-schmerzen. Die Brust hebt sich.	7 9	Erschöpfung Furcht Ängste	„Die Fibromyalgie ist das Schlimmste, was mir je passiert ist“. „Es gibt keine einzige Nacht, in der ich ohne Schmerzen einschlafen kann“. „Ich fürchte, es wird nie enden.“	Seit ich aufgewacht bin, hatte ich Kopf-schmerzen, und so dachte ich die meiste Zeit des Tages Vom Abend-essen bis zum Schlafen-gehen kann ich an nichts anderes denken, nicht einmal ans Fernsehen.	Ich nehme die von meinem Arzt ver-schriebenen Medikamente. Ich dimme das Licht und schalte den Fernseher ein, um mich abzulenken. Ich sage einen Termin ab, den ich für den nächsten Tag geplant hatte.	5 6 7

7.5.2 Übung: Training der Verlagerung des Aufmerksamkeitsfokus auf den Schmerz

Die Technik des Aufmerksamkeitstrainings (Wells 2009) wurde hauptsächlich entwickelt, um pathologisches Grübeln zu beenden. In der vorliegenden Anpassung für chronische Schmerzpatient:innen schlagen wir vor, zu erklären, dass *das Ziel nicht darin besteht, den Schmerz zu reduzieren, sondern dem Gehirn beizubringen, ihm weniger Aufmerksamkeit zu schenken*. Dies wird eine Verringerung der Hypervigilanz und des ruminativen oder katastrophalen Denkens über körperliche Schmerzen erleichtern. Wir empfehlen, die Technik mindestens 15 Minuten lang anzuwenden, um sicherzustellen, dass die Aufmerksamkeit auf Reize außerhalb des Körpers aufrechterhalten werden kann.

Der Therapeut schlägt vor, die Augen zu schließen, und sagt: „Ich schlage vor, dass Sie den Instruktionen, die ich Ihnen gebe, besondere Aufmerksamkeit schenken und sich vor Augen halten, dass es keine richtige oder falsche Art und Weise gibt, dies zu tun.

Zu Beginn bitte ich Sie, sich auf den Klang meiner Stimme zu konzentrieren (Klang 1). Achten Sie genau auf diesen Klang, auf die Tonhöhe, auf die Geschwindigkeit, nur auf meine Stimme. Alle anderen Geräusche, die Sie wahrnehmen, sind nicht wichtig. Konzentrieren Sie sich nur auf den Klang meiner Stimme. Kein anderer Klang ist wichtig. Konzentrieren Sie sich auf den Klang meiner Stimme. Nur meine Stimme. Richten Sie nun Ihre Aufmerksamkeit auf ein Umgebungsgeräusch, das in dem Raum, in dem Sie sich befinden, leicht zu identifizieren ist (Klang 2). Es kann das Geräusch des Computers sein", [falls Sie die Sitzung online durchführen], „es kann das Geräusch einer Lampe, einer Uhr sein, was auch immer Sie in Ihrem Raum leicht wahrnehmen können. Achten Sie auf dieses Geräusch. Alles andere ist unwichtig." Schweigen Sie einen Moment, damit sich der Klient sich auf das identifizierte Geräusch konzentrieren kann. Wiederholen Sie: „Schenken Sie diesem Geräusch Ihre volle Aufmerksamkeit. Wenn andere Gedanken, Gefühle oder Empfindungen auftauchen, die Sie ablenken, richten Sie Ihre Aufmerksamkeit wieder auf den Klang.

Nun schlage ich Ihnen vor, auf ein Geräusch von draußen zu achten, das außerhalb Ihres Zimmers zu hören ist, und sich auf diesen Klang zu konzentrieren (Klang 3). Achten Sie nur auf dieses Geräusch. Kein anderes Geräusch ist wichtig. Nun werde ich Sie bitten, Ihre Aufmerksamkeit schnell auf die verschiedenen Geräusche zu richten, eines nach dem anderen, wie ich es anzeige. Konzentrieren Sie sich auf den Klang meiner Stimme (S1). Wechseln Sie nun und konzentrieren Sie sich auf den Klang in Ihrem Zimmer (S2) (Pause). Integrieren Sie nun beide Klänge in Ihrem Geist (S1 und S2). Versuchen Sie, sowohl meiner Stimme als auch dem Geräusch Ihres Zimmers gleichzeitig Ihre Aufmerksamkeit zu schenken. Nehmen Sie nun das Geräusch von außen (S3) wahr und integrieren Sie es mit den beiden anderen Geräuschen (S1 und S2), indem Sie versuchen, Ihre Aufmerksamkeit auf alle drei Geräusche gleichzeitig zu richten. Einige verlieren vielleicht an Intensität, aber versuchen Sie, alle drei Geräusche (S1, S2 und S3) in den Fokus Ihrer Aufmerksamkeit zu bringen. Nichts ist wichtiger, als ihnen zuzuhören." [Geben Sie der Patientin jetzt zehn Sekunden Zeit, dies in Ruhe zu tun.]

Beenden Sie die Übung, indem Sie vorschlagen: „Hören Sie jetzt auf, sich auf diese Klänge zu konzentrieren. Halten Sie Ihre Augen noch ein paar Sekunden geschlossen. Atmen Sie tief ein und öffnen Sie sanft die Augen, um wieder Blickkontakt mit mir herzustellen."

Die Übung wird als Hausaufgabe zwischen den Sitzungen mitgegeben, mit dem Hinweis: „Machen Sie dieselbe Übung bitte zu Hause oder in jeder anderen Situation, in der es Ihnen nicht gelingt, Ihre Aufmerksamkeit von Ihrem Körper oder Ihren Gedanken über Ihren Körper abzulenken. Suchen Sie sich ein Umgebungsgeräusch, ein weiter entferntes Geräusch und ein noch weiter entferntes Geräusch und machen Sie es in der gleichen Reihenfolge wie heute hier in der Sitzung, zuerst mit der Aufmerksamkeit auf jedes einzelne und dann mit der Integration der beiden anderen Geräusche."

7.6 Indikationen und Kontraindikationen

7.6.1 Was ist zu tun?

Regulation des Ausmaßes der Veränderung. In der Psychotherapie mit Menschen, die unter chronischen Schmerzen leiden, ist es wichtig, die Anforderungen genau zu regulieren, mit denen wir Aufgaben und Erfahrungsübungen vorschlagen. Wir empfehlen, auf ein Gleichgewicht zwischen Engagement und mitfühlender Geduld zu achten. Dies ist besonders wichtig, da die Motivation für Veränderungen im Allgemeinen gering ist und der Grad der Erschöpfung aufgrund von Schmerzen und depressiver und/oder ängstlicher Stimmung erheblich ist.

Schlagen Sie das tägliche Schmerzprotokoll für bis zu zwei Wochen vor. Es wird dann möglich sein, Gedanken, Grübeleien über den Schmerz, Verhaltensweisen und Emotionen im Zusammenhang mit dem Schmerz zu erkennen und damit zu arbeiten. Allerdings erscheint uns wichtig, diese Aufgabe rechtzeitig wieder zurückzunehmen, damit die Menschen die übermäßige Fokussierung auf den Körper nicht über so viele Tage hinweg aufrechterhalten. Wir empfehlen, den Patient:innen zu erklären, dass diese anfängliche Aufzeichnung notwendig ist, dass diese Aufgabe dann aber aufgegeben wird, um die körperliche Hypervigilanz zu verringern. Wir erklären, dass ansonsten die Gefahr einer Zunahme der Beschwerden und damit eines Behandlungsabbruchs besteht.

Identifizierung von Bewältigungsstrategien. Ermitteln, welche zur Verbesserung beitragen und welche in die Belastungsschleife zurückführen (z. B. Vermeidung angenehmer Aktivitäten, Vermeidung angemessener körperlicher Aktivität, Hypervigilanz gegenüber körperlichen Veränderungen, übermäßige Informationssuche über Diagnose und Prognose).

Lehren, kognitive Prozesse im Zusammenhang mit Schmerzen zu erkennen. Trainieren, dass ein vereinzelter Gedanke über ihre Beschwerden nicht dasselbe ist wie ständiges, wiederholtes und negatives Denken über Schmerzen. Dies wird den Schweregrad der Schmerzen und der damit verbundenen Beschwerden erhöhen.

7.6.2 Was sollte man nicht tun?

Achtsamkeit in der akuten Phase. Obwohl die Behandlungsphase der *Atmung und der bewussten Entspannung* zu Beginn der Behandlung (ca. in den ersten drei bis sechs Sitzungen) vorgesehen ist, wird in der argentinischen klinischen Bevölkerung häufig beobachtet, dass das Achtsamkeitstraining unter den Instrumenten zur Schulung der Atmung und der Entspannung nicht die am besten geeignete Strategie ist. Dies liegt daran, dass Patient:innen mit mäßigen bis starken chronischen Schmerzen (Stufe 7 bis 10 von 10), gemessen an der Chronic Pain Grading Scale (CPGS; Rosales, M. G., Pagano, A. und Keegan, E. G., unveröffentlicht), es äußerst schwierig finden, Achtsamkeitsübungen durchzuführen, ohne ihre körperlichen Empfindungen zu bewerten. Schmerz auf dieser Ebene beeinträchtigt oft jeden Versuch einer nicht wertenden Achtsamkeit, da diese Erfahrung per Definition subjektiv belastend und unangenehm ist und die kognitive Kapazität und emotionale Reaktion beeinträchtigt. Aus diesem Grund schlagen wir vor, dass Achtsamkeitspraktiken bei chronischen Schmerzpatient:innen erst gegen Ende der Behandlung (Fortsetzungsphase) und/oder zu einem Zeitpunkt durchgeführt werden, an dem die Schmerzwahrnehmung auf ein mittleres bis leichtes Maß (weniger als 7 von 10) zurückgegangen ist. In diesem Fall ist sie förderlicher und wirksamer.

Exposition gegenüber körperlicher Bewegung bei Vorliegen einer Kinesiophobie. In der Behandlungsphase der Haltungshygiene wird die Person in der Regel aufgefordert, passive Schmerzbewältigungsstrategien zu ändern (z. B. nicht laufen). Zu diesem Zeitpunkt ist es ratsam, bei der Anwendung von Strategien zur schrittweisen Gewöhnung an körperliche Bewegung vorsichtig zu sein. Erstens muss die Angst vor Bewegung (Kinesiophobie), sofern vorhanden, in Frage gestellt bzw. flexibilisiert werden, da ansonsten die Gefahr, sich bei zunehmenden Schmerzen noch mehr zu verletzen oder ganz auf Bewegung zu verzichten, sehr wahrscheinlich ist. Wir schlagen vor, durch Psychoedukation und kognitive Umstrukturierung zu erklären, dass bei Bewegung anfangs mit einer Zunahme der Schmerzen zu rechnen ist, dass diese Intensität aber tendenziell abnimmt, wenn die körperliche Aktivität angemessen, allmählich und anhaltend ist. Wir schlagen vor, mit Fachleuten aus der Kinesiologie, mit Sportlehrkräften, die in der vorbestehenden Pathologie geschult sind, und / oder mit Physiotherapeut:innen zusammenzuarbeiten.

Organisieren oder beschränken Sie die Teilnahme an Foren für Menschen mit chronischen Schmerzen. Der Schlüssel liegt darin, eine solche Initiative zu organisieren und gemeinsam mit den Patient:innen zu prüfen, was nützlich sein könnte und was nicht. Der Erfahrungsaustausch mit anderen, die unter denselben körperlichen Empfindungen leiden, trägt zur Normalisierung und Beruhigung der Betroffenen bei. Soziale Netzwerke und das Internet im Allgemeinen haben den Kontakt zwischen Menschen, die unter der gleichen Pathologie oder Schmerzart leiden, erleichtert. Doch in vielen Fällen führt die übermäßige Verallgemeinerung bestimmter klinischer Erfahrungen, der Wirkung von Behandlungen und Prognosen dazu, dass diejenigen, die sich an diesem Austausch beteiligen, mehr Angst, Beklemmung und Verzweiflung empfinden als vorher. Es ist wichtig, den Patient:innen bei der Suche nach Zugehörigkeitsgruppen zu begleiten, aber es ist auch unerlässlich, psychoedukativ zu arbeiten und den Empfang von fairen und genauen Informationen zu organisieren.

Kein Versprechen von „Null Schmerz“. Das Ziel der Behandlung besteht darin, die Wahrnehmung der Schmerzintensität zu verringern und nicht, sie auf Null zu reduzieren. In den meisten Fällen ist dies physiologisch unmöglich. Bei vielen Pathologien treten Schädigungen, Entzündungen und Schwäche neben anderen Faktoren schubweise auf und der Schmerz neigt zum Wiederauftreten (z. B. bei rheumatoider Arthritis, Krebs, Polymyalgie usw.). In diesen Fällen ist das Auftreten einer neuen Schmerzepisode ein Alarmsignal, um psychotherapeutische und klinische Maßnahmen zu ergreifen, wobei das Ziel immer darin besteht, das behindernde Schmerzempfinden zu verringern und nicht, das Schmerzsignal zu beseitigen.

7.7 Diskussion und Perspektiven

Die Ergebnisse der in Argentinien durchgeführten explorativen Studie über das Ruminieren und die Metakognitionen bei Personen mit chronischen Schmerzen (Rosales 2023) veranlassen zu der Schlussfolgerung, dass das Ruminieren, insbesondere das Ruminieren von Schmerzen, eine direkte und positive Korrelation mit der Schmerzschwere aufweist. Zunächst wurde festgestellt, dass Menschen mit chronischen Schmerzen (n=290; 73,5% Frauen, und 26,5% Männer, Alter χ=42,40; SD=12,95, mit einer berichteten Anzahl von 50 Diagnosen chronischer Schmerzen) ein höheres Maß an Rumination aufweisen als die Bevölkerung ohne Schmerzen (n=162; 66% Frauen und 34% Männer, Alter χ=39,03; SD=12,35, ohne chronische oder akute Schmerzen).

Andererseits wurde festgestellt, dass Menschen, die unter chronischen Schmerzen leiden, dazu neigen, das Grübeln über Schmerzen als Mittel zur Regulierung ihrer körperlichen und emotionalen Beschwerden zu nutzen. Es ist erwähnenswert, dass das Grübeln nicht nur die Schmerzintensität statistisch signifikant erhöht, sondern auch die Schmerzintensität um 39% vorhersagt. Durch die Ergebnisse unserer Sondierungsstudie fühlen wir uns ermuntert, Änderungen in kognitiv-behavioralen Behandlungsstrategien für chronische Schmerzen mitzuvertreten (McCracken 2023; McCracken / Marin 2014). In der aktuellen Debatte wird vorgeschlagen, dass ein grundlegender klinischer Wandel hin zu einer prozessbasierten individualisierten Therapie (Hayes / Hofmann 2018) erfolgen sollte. Vorschlag ist, verschiedene Verfahren aus bestehenden Behandlungsmanualen auszuwählen, um mehr Flexibilität bei den kognitiven und verhaltensbezogenen Prozessen zu erreichen, die bei der Entstehung und Aufrechterhaltung chronischer Schmerzen am meisten beteiligt sind, wie z. B. Katastrophisieren (Sullivan et al. 2011; Regner et al. 2020), Vermeiden (Vlaeyen / Linton 2000) und Schmerz-Rumination (Rosales 2023).

Wir haben eine wichtige Aufgabe vor uns, wenn wir die derzeitigen kognitiven Verhaltenstherapien für chronische Schmerzen aktualisieren, indem wir Strategien einbeziehen, die dysfunktionale Prozesse flexibler machen und unterbrechen, und indem wir über Prozesse im gesunden Körper lernen, um besser zu verstehen, was wir mit dem Körper mit chronischen Schmerzen, dem Körper in einem pathologischen Zustand, tun sollen.

7.8 Literatur

Beck, A., Rush, A. J., Shaw, B. F., Emery, G. (1979): Cognitive Therapy of Depression [Terapia cognitiva de ladepresión]. The Guildford Press, New York, NY

Bernard, P., Romain, A. J., Caudroit, J., Chevance, G., Carayol, M., Gourlan, M., Moullec, G. (2018): Cognitive Behavior Therapy Combined with Exercise for Adults with Chronic Diseases: Systematic Review and Meta-Analysis. Health Psychology 37 (5), 433

Bernardy, K., Klose, P., Welsch, P., Häuser, W. (2018): Efficacy, Acceptability and Safety of Cognitive Behavioural Therapies in Fibromyalgia Syndrome – A Systematic Review and Meta-Analysis of Randomized Controlled Trials. European Journal of Pain 22 (2), 242–260, https://doi.org/10.1002/ejp.1121

Blanco, G. (2014): Definiciones y clasificaciones del dolor. En: Rey, R., Vivé, J., Bendersky, M. (ed.): Bases para el manejo del dolor. Ed. VFM Visión y Formación Médica, Buenos Aires, 25–36

Boothby, J. L., Thorn, B. E., Stroud, M. W., Jensen, M. P. (1999): Coping with Pain. In: Gatchel, R. J., Turk, D. C. (Eds.): Psychosocial Factors in Pain. The Guildford Press, New York, NY, 343–359

Borenstein, J. (2020): Fibromialgia. Cómo pensarla, abordarla y tratarla. Science

Camacho Martel, L., Anarte Ortiz, M. T. (2001): Importancia de las creencias en la modulación del dolor crónico: concepto y evaluación. Apuntes de Psicología 19, 1–13

Caudill, M. A. (2009): Managing Pain Before It Manages You. Guilford Publications, New York, NY

Edwards, R. R., Dworkin, R. H., Sullivan, M. D., Turk, D. C., Wasan, A. D. (2016): The Role of Psychosocial Processes in the Development and Maintenance of Chronic Pain. The Journal of Pain 17 (9), T70–T92

Flor, H., Turk, D. C. (2011): A Biobehavioral Perspective of Chronic Pain and Its Management. IASP-Press, Seattle

Gardner-Nix, J. (2009): The Mindfulness Solution to Pain: Step-by-Step Techniques for Chronic Pain Management. New Harbinger Publications, Oakland

Gatchel, R. J., Peng, Y. B., Peters, M. L., Fuchs, P. N., Turk, D. C. (2007): The Biopsychosocial Approach to Chronic Pain: Scientific Advances and Future Directions. Psychological Bulletin 133 (4), 581

Goldschmidt, M. et al. (2024): Eficacia de la Terapia Cognitivo Conductual en sintomatología psicológica y física de enfermedades crónicas prevalentes. Una revisión de la literatura, póster científico, XXXVII Congreso Argentino de Psiquiatría y Salud Mental, Mar del Plata, Argentina

Hayes, S. C., Hofmann, S. G. (Eds.) (2018): Process-Based CBT: The Science and Core Clinical Competencies of Cognitive Behavioral Therapy. New Harbinger Publications, Oakland

Higgins, D. M., Heapy, A. A., Buta, E., LaChappelle, K. M., Serowik, K. L., Czlapinski, R., Kerns, R. D. (2022): A Randomized Controlled Trial of Cognitive Behavioral Therapy Compared with Diabetes Education for Diabetic Peripheral Neuropathic Pain. Journal of Health Psychology 27 (3), 649–662

Hofmann, S. G. (2021): The Future of Cognitive Behavioral Therapy. Cognitive Therapy and Research 45 (3),383–384

Hofmann, S. G., Hayes, S. C. (2018): The Future of Intervention Science: Process-Based Therapy. Clinical Psychological Science 7 (1), 37–50, DOI: 10.1177/2167702618772296

Jacobson, E. (1938): Progressive Relaxation. University of Chicago Press.

Jensen, M. P., Turk, D. C. (2014): Contributions of Psychology to the Understanding and Treatment of People with Chronic Pain: Why It Matters to All Psychologists. American Psychologist 69 (2), 105

Keegan, E., Holas, P. (2009): Terapia cognitivo comportamental: teoría y práctica. Handbook of Integrative Clinical Psychology and Psychiatry, 605–629

Kent, M. L., Tighe, P. J., Belfer, I., Brennan, T. J., Bruehl, S., Brummett, C. M., Buckenmaier, C. C., Buvanendran, A., Cohen, R. I., Desjardins, P., Edwards, D., Fillingim, R., Gewandter, J., Gordon, D. B., Hurley, R. W., Kehlet, H., Loeser, J. D., Mackey, S., McLean, S. A., Terman, G. (2017): The ACTTION–APS–AAPM Pain Taxonomy (AAAPT) Multidimensional Approach to Classifying Acute Pain Conditions: Journal of Pain 18 (5), 479–489, https://doi.org/10.1016/j.jpain.2017.02.421

Kopf, A., Patel, N.B (Eds.) (2010): Guía para el manejo del Dolor en condiciones de bajos recursos. International Association for the Study of Pain (IASP). https://iaspfiles.s3.amazonaws.com/production/public/2021/IASP-Guide_to_Pain_Management_in_Low-Resource_Settings-Spanish.pdf, 07.07.2025

Langridge, J. C., Phillips, D. (1988): Group Hydrotherapy Exercises for Chronic Back Pain Sufferers—Introduction and Monitoring. Physiotherapy 74 (6), 269–273

Lazarus, R. S. (1993): Coping Theory and Research: Past, Present, and Future. Psychosomatic Medicine 55 (3), 234–247

Linehan, M. (2014): DBT? Skills Training Manual. Guilford Publications, New York, NY

Ma, R. C., Yin, Y. Y., Wang, Y. Q., Liu, X., Xie, J. (2020): Effectiveness of Cognitive Behavioural Therapy for Chronic Obstructive Pulmonary Disease Patients: A Systematic Review and Meta-Analysis. Complementary Therapies in Clinical Practice 38, 101071

McCracken, L. M. (2023): Personalized Pain Management: Is It Time for Process-Based Therapy for Particular People with Chronic Pain? European Journal of Pain 27 (9), 1044–1055

McCracken, L. M., Marin, F. M. (2014): Current and Future Trends in Psychology and Chronic Pain: Time for a Change?. Pain Management, 4(2), 113–121

McCracken, L. M., Williams, J. L., Tang, N. K. (2011): Psychological Flexibility May Reduce Insomnia in Persons with Chronic Pain: a Preliminary Retrospective Study. Pain Medicine 12 (6), 904–912

Melzack, R. (1989): Phantom Limbs, the Self and the Brain (the DO Hebb Memorial Lecture): Canadian Psychology/Psychologie Canadienne, 30 (1), 1

Melzack, R. (1999). From the Gate to the Neuromatrix. Pain, 82 (1), https://doi.org/10.1016/S0304-3959(99)00145-1

Melzack, R., Katz, J. (2004): The Gate Control Theory: Reaching for the Brain. In: Hadjistavropoulos, T., Craig, K. D. (Eds.): Pain: Psychological Perspectives. Lawrence Erlbaum Associates Publishers, Mahwah, New Jersey, 13–34

Melzack, R., Wall, P. D. (1965): Pain Mechanisms: a New Theory. Science 150 (3699), 971–979

Moix, J., Kovacs, F. M. (2009): Manual del dolor. Tratamiento cognitivo conductual del dolor crónico. Paidos, Barcelona

Narvaez Tamayo, M. A., Aguayo, C., Atencio, E., Garcia, J. B., Cabrera, C., Castañeda, C., Castroman, P., Elizeche, G., Gomez, P., Guaycochea, S., Guerrero, M., Guillen, R., Pereira, C. L., López, G., Macias, J., Martinez, B., Mejia, F., Orrillo, E., Olibeira, J., Piedimonte, F., Samayoa, F., Toro, M. (2024): Pain as a Disease in the New International Classification of Diseases (ICD-11): Latin American Expert Consensus. Pain Management 14 (3), 139–151

National Institute for Clinical Excellence, NICE (2009): Depression in Adults with a Chronic Physical Health Problem: Recognition and Management. Clinical Guideline 91

National Institute for Clinical Excellence, NICE (2021): Chronic Pain (Primary and Secondary) in over 16s: Assessment of All Chronic Pain and Management of Chronic Primary Pain. Clinical Guideline 193

National Institutes of Mental Health, NIMH (2009): Depresión y dolor crónico. Guías clínicas en español.

Nicholas, M., Molloy, A., Beeston, L., Tonkin, L. (2012): Manage Your Pain: Practical and Positive Ways of Adapting to Chronic Pain. Souvenir Press Ltd., London

Otis, J. (2007): Managing Chronic Pain: A Cognitive-Behavioral Therapy Approach. Oxford University Press

Raja, S. N., Carr, D. B., Cohen, M., Finnerup, N. B., Flor, H., Gibson, S., Keefge, F. J., Mogil, J. S., Ringkamp, M., Sluka, K., Song X.-J., Stevens, B., Sullivan, M. D., Tutelman, P. R., Ushida, T., Vader, K. (2020): The Revised International Association for the Study of Pain Definition of Pain: Concepts, Challenges, and Compromises. Pain 161 (9), 1976–1982

Regner, F. M., Rosales, M. G., Keegan, E. G. (2020): El rol de la catastrofización en la presentación clínica del dolor crónico y la ansiedad patológica. Revista ANXIA 26, 11–18

Rosales, M. G. (2023): Rumiación y metacognición en sujetos con dolor crónico [Tesis doctoral]. Facultad de Psicología, Universidad de Buenos Aires

Rosales, M. G., Keegan, E. G (2019): Trastornos de ansiedad y dolor crónico: Una revisión de la comorbilidad y sus consecuencias clínicas. Revista Anuario Anxia 19 (25), 23–31

Rosales, M. G., Keegan, E. G. (2021): Tareas intersesiones para el dolor crónico. En: Tolosa, D. (ed.): Tareas intersesiones y cotidianeidad en terapia cognitivo conductual. Manual integrado para terapeutas y acompañantes terapéuticos. Akadia

Rosales, M. G., Levin, E. (2015): Aspectos psicológicos y sociales del dolor. En: Rey, R., Vivé, J., Bendersky, M. (ed.): Bases para el manejo del dolor. VFM Visión y Formación Médica, 193–206

Rosales, M. G., Pagano, A., Keegan, E. G. (inédito): Escala de Graduación en Dolor Crónico (EGDC). Validación de la Graded Pain Scale en sujetos con dolor crónico en Argentina.

Schnake, A. (1995): Los diálogos del cuerpo: un enfoque holístico de la salud y la enfermedad. Cuatro vientos

Shen, B., Li, Y., Du, X., Chen, H., Xu, Y., Li, H., Xu, G. Y. (2020): Effects of Cognitive Behavioral Therapy for Patients with Rheumatoid Arthritis: a Systematic Review and Meta-Analysis. Psychology, Health & Medicine 25 (10), 1179–1191

Soo, H., Sherman, K. A., Kangas, M. (2013): Assessing Rumination in Response to Illness: The Development and Validation of the Multidimensional Rumination in Illness Scale (MRIS). Journal of Behavioral Medicine 37 (4), 793–805, https://doi.org/10.1007/s10865-013-9531-8

Sullivan, M. J., Adams, H., Martel, M. O., Scott, W., Wideman, T. (2011): Catastrophizing and Perceived Injustice: Risk Factors for the Transition to Chronicity after Whiplash Injury. Spine 36, S244–S249, DOI: 10.1097/BRS.0b013e3182387fed

Sündermann, O., Flink, I., Linton, S. J. (2020): My Body Is not Working Right: a Cognitive Behavioral Model of Body Image and Chronic Pain. Pain 161 (6), 1136–1139

Taylor, S., Asmundson, G. J. (2004): Treating Health Anxiety: A Cognitive-Behavioral Approach. Guilford Press, New York, NY

Treede, R. D., Rief, W., Barke, A., Aziz, Q., Bennett, M. I., Benoliel, R., Cohen, M., Evers, S., Finnerup, N. B., First, M. B., Giamberardino, M. A., Kaasa, S., Korwisi, B., Kosek, E., Lavand'homme, P., Nicholas, M., Perrot, S., Scholz, J., Schug, S., Smith, B. H., Svensson, P., Vlaeyen, J. W., Wang, S. J. (2019): Chronic Pain as a Symptom or a Disease: the IASP Classification of Chronic Pain for the International Classification of Diseases (ICD-11). Pain 160 (1), 19–27

Tsay, A., Allen, T. J., Proske, U., Giummarra, M. J. (2015): Sentir el cuerpo en el dolor crónico: una revisión de estudios psicofísicos que implican una representación corporal alterada. Reseñas de neurociencia y biocomportamiento 52, 221–232

Van Damme, S., Legrain, V., Vogt, J, Crombez, G. (2010): Keeping Pain in Mind: A Motivational Account of Attention to Pain, Neuroscience & Biobehavioral Reviews 34 (2), 204–213

Villemure, C., Bushnell, M. C. (2009): Mood Influences Supraspinal Pain Processing Separately from Attention. Journal of Neuroscience 29 (3), 705–715

Vlaeyen, J. W., Linton, S. J. (2000): Fear-Avoidance and Its Consequences in Chronic Musculoskeletal Pain: a State of the Art. Pain 85 (3), 317–332

Wells, A. (2009): Metacognitive Therapy for Anxiety and Depression. The Guilford Press, New York, NY

Wiech K., Vandekerckhove, J., Zaman, J., Tuerlinckx, F., Vlaeyen, J. W., Tracey, I. (2014): Influence of Prior Information on Pain Involves Biased Perceptual Decision-Making. Current Biology 24, 679–681, https://doi.org/10.1016/j.cub.2014.06.022

Wiklund, T., Molander, P., Lindner, P., Andersson, G., Gerdle, B., Dragioti, E. (2022): Internet-Delivered Cognitive Behavioral Therapy for Insomnia Comorbid with Chronic Pain: Randomized Controlled Trial. Journal of Medical Internet Research 24 (4), e29258

Winterowd, C., Beck, A. T., Gruener, D. (2003): Cognitive Therapy with Chronic Pain Patients. Springer Publishing Company, New York

Wortley, R. H. (2014): Dolor agudo. En: Rey, R., Vivé, J., Bendersky, M. (ed.): Bases para el manejo del Dolor. VFM Visión y Formación Médica, 37–47

8 Der Körper in der kognitiv-verhaltenstherapeutischen Behandlung von Essstörungen

von Beatrice Herzog-Schilling

8.1 Einleitung

Das Körperbild steht in einer auf Äußerlichkeiten fokussierten Welt und im Social-Media Zeitalter immer häufiger im Mittelpunkt. Unzufriedenheit mit dem Körper wird in allen Altersklassen sowie geschlechtsübergreifend sichtbar (Pruis/Janowsky 2010) und ist ein weiterverbreitetes Phänomen. Ein negatives Körperbild ist darüber hinaus zentrales Merkmal der Essstörungen Anorexia nervosa (AN) und Bulimia nervosa (BN) (Tuschen-Caffier 2015). In der Leitlinienbehandlung von Essstörungen (DGPM 2019) konzentriert man sich jedoch hauptsächlich auf die Nahrungsnormalisierung, auf die Gewichtsnormalisierung, die Reduktion der psychischen Begleitsymptomatik, wie z. B. Selbstwertprobleme, und auf die Behandlungen von komorbiden Störungen. Verschiedene Befunde weisen darauf hin, dass die Arbeit mit dem Körperbild bei diesen Störungsbildern zwar als schwer zu behandeln gilt (Alleva et al. 2015), jedoch eine entscheidende Rolle beim Therapieerfolg und beim Rückfallrisiko von Essstörungen spielen kann (Glashouwer et al. 2016). Auch in der kognitiv-verhaltenstherapeutischen Behandlung der Binge-Eating-Disorder (BED) bekommt die Arbeit am Körperbild mehr Stellenwert (Hilbert et al. 2002).

8.2 Theoretische Grundlage

Die Störung des Körperbildes lässt sich in drei Komponenten untergliedern. Es gibt die kognitiv-affektive Komponente, die perzeptive Komponente und die behaviorale Komponente. Die Einteilung in diese drei Komponenten wird als sinnvoll erachtet, da ihre eindeutige Differenzierung unterschiedliche Herangehensweisen an die auf den Komponenten befindlichen Symptomen bietet (Grilo et al. 2019).

a die **kognitiv-affektive Komponente** ist durch Gedanken und Einstellungen sowie durch negative körperbezogene Gefühle wie Ekel, Scham, Traurigkeit oder Angst geprägt, die eine Person bezüglich ihres Körpers hat. Hierunter fallen bspw. auch die Überbewertung von Gewicht und Figur auf das Selbstwertgefühl bei AN und BN. Auch Patient:innen mit BED zeigen erhöhte Gewichts- und Figur-Sorgen (Ahrberg et al. 2011). Eine zentrale Rolle nehmen darüber hinaus Aufmerksamkeitsverzerrungen ein. Ergebnisse deuten darauf hin, dass Patient:innen mit Essstörungen einen Aufmerksamkeitsbias für unattraktive Körperbereiche aufweisen und dies wiederum mit einer höheren berichteten Körperunzufriedenheit einhergeht (Williamson et al. 2004).

b die **perzeptive Komponente** bildet ab, dass Patient:innen mit AN und BN häufig eine verzerrte Wahrnehmung bezüglich ihrer Körpermaße zeigen. Meist ist dies eine Überschätzung der eigenen Körperdimensionen, was wiederum bei Patient:innen mit AN zu der Kognition führen kann, dass ihre Ausmaße völlig in Ordnung sind und sie nicht zunehmen müssen, wohingegen Patient:innen mit BN zu der Bewertung gelangen können, dass sie zu dick sind und Gewicht verlieren müssen (Cash/Deagle 1998). Die Studienlage der BED weist vorsichtig in die Richtung, dass sich die Patient:innen relativ genau einschätzen können (Ahrberg et al. 2011), die Wahrnehmung des Körpers aber vermehrt negativ geprägt ist (Hilbert et al. 2002).

c die **behaviorale Komponente** bezieht sich auf dysfunktionale körperbezogene Verhaltensweisen, meist im Sinne eines körperbezogenen Vermeidungs- oder Kontrollverhaltens. Diese maladaptiven Verhaltensweisen betreffen viele Aspekte des Lebens der Patient:innen, wie

1 Tätigkeiten (z.B. Sport, sexuelle Aktivitäten, erhöhte Social Media Time mit den Themen rund um Schönheit, Attraktivität, Gewicht, usw.),
2 Orte (z.B. Schwimmbad, Umkleiden),
3 soziale Aktivitäten (z.B. kein gemeinsames Tanzen gehen),
4 Körperpflege (z.B. Vermeidung dessen oder entgegengesetzte Ausprägung im Sinne von übermäßiger Körperpflege oder hoch ritualisierten Schönheitsanwendungen),
5 Position des Körpers (z.B. nur mit übereinander geschlagenen Beinen sitzen),
6 Figur- und Gewichtskontrolle (z.B. häufiges Wiegen, Kneifen oder Checken von Körperstellen, Umfangkontrolle, Abmessen von Körperstellen),
7 Kleidung (z.B. zu weite Kleidung, aber auch zu enge und sehr körperbetonte Kleidung) und
8 soziale Kontakte (z.B. Einholen von Rückversicherungen, Vergleichen mit Anderen).

Häufig werden darüber hinaus positive körperbezogene Aktivitäten vernachlässigt (Vocks et al. 2018) und bei AN und BN häufig zugunsten von figur- und gewichtskontrollierendem Verhalten (z. B. exzessiver Sport, Tracking mittels Fitnessitems von Bewegungsverhalten, etc.) ersetzt. Die Ausprägungsmuster der körperbezogenen Vermeidungs- und Kontrollverhaltensweisen sind sehr individuell und gilt es, gut zu erfassen. Die Kombination dieser drei Komponenten trägt insgesamt dazu bei, dass ein negatives Körperbild und eine Unzufriedenheit mit dem Körper aufrechterhalten bleiben.

8.3 Praktische Übungen

Die Arbeit am Körperbild sollte immer in ein umfassendes Konzept zur Essstörungsbehandlung eingebunden sein. Der Schwerpunkt in diesem Kapitel werden jedoch die praktischen, körperbezogenen Interventionen sein. Patient:innen profitieren erfahrungsgemäß von einer Körperbildarbeit in der Gruppe, jedoch sind die aufgezeigten Übungen ohne Probleme in das Einzeltherapiesetting übertragbar. Es ist sinnvoll, die Arbeit am Körperbild mit der Einführung des hier verwendeten Drei-Komponenten-Modells bei den Patient:innen zu beginnen und die Entwicklung des Körperbildes der Patient:innen über die Lebensgeschichte zu erfassen.

8.3.1 Die Arbeit an der kognitiv-affektiven Komponente

Die Erfassung von negativen körperbezogenen Kognitionen und die Erarbeitung des Zusammenhangs zwischen Kognitionen, Emotionen und Verhalten stünden in diesem Behandlungsabschnitt im Vordergrund, werden in diesem Kapitel jedoch nicht methodisch vorgestellt. Negative körperbezogene Gefühle tauchen sowohl bei der Arbeit mit negativen Kognitionen auf und können dort interveniert werden, zeigen sich jedoch vor allem in der Arbeit mit Körperkonfrontation und beim Abbau von körperbezogenen Vermeidungsverhalten.

8.3.2 Die Arbeit an der perzeptiven Komponente

In diesem Behandlungsabschnitt liegt der Schwerpunkt auf der Korrektur der verzerrten Wahrnehmung der eigenen Körperausmaße. Die Studienlage zeigt, dass sich Patient:innen mit AN und BN häufig in ihren Ausmaßen überschätzen (Cash/Deagle 1998). Im Sinne einer graduellen Herangehensweise sollen hier mehrere hintereinander durchzuführende Übungen vorgestellt werden, deren Grundlage die Exposition und Konfrontation mit dem Körper bildet.

Body-Scan mit anschließender Skizzierung des imaginierten Körperbildes

Die Patient:innen werden gebeten, ihr Körperbild zunächst zu imaginieren und anschließend von dem vorgestellten eigenen Körperbild eine Skizze anzufertigen. Dies hat sich in der Praxis als eine Übung mit geringerem Schwierigkeitsgrad erwiesen und eignet sich daher gut als Einstieg.

Anleitung: etwa 15 Minuten, Therapeut:in liest langsam und mit vielen Pausen vor
Material: Papier und bunte Stifte, Bleistifte

„Bitte legen oder setzen Sie sich bequem hin, schließen Sie Ihre Augen und wandern sie in Gedanken von oben nach unten durch Ihren Körper. Machen Sie sich ein inneres Bild darüber, wie Ihr Körper ist. Denken Sie z. B. an Größe, Breite und Qualität Ihres Körpers. Wo sind Kanten? Wo ist es gewölbt? Wo ist es flach? Stellen Sie sich Ihre Muskeln, Knochen und Sehnen vor. Beginnen Sie mit dem Kopf, über den Hals, den Nacken, die Schultern zu Ihrer Brust und Ihrem Rücken. Gehen Sie weiter über die Ober- und Unterarme zu Ihren Händen, dem Bauch, zu Ihren Hüften, dem Gesäß, dem Unterleib. Kommen Sie dann zu Ihren Beinen, den Oberschenkeln, den Unterschenkeln, den Füßen und Zehen. Vielleicht verbinden Sie mit einzelnen Körperstellen Empfindungen, Emotionen oder Gedanken, vielleicht sogar Formen oder Farben. Merken Sie sich diese. Wie sehen Sie Ihren Körper und welches Bild machen Sie sich von ihm?

Öffnen Sie nun bitte die Augen und versuchen Sie, Ihren Körper, so wie Sie sich ihn vorgestellt haben, auf das vor Sie liegende Blatt zu skizzieren. Die Skizze hat nicht den Anspruch, schöne Kunst zu werden, sondern soll ein ungefähres Abbild Ihrer inneren Vorstellung werden. Wenn Ihnen während der Imagination Gedanken, Gefühle oder Körperempfindungen, Formen oder Farben aufgefallen sind, notieren Sie diese zu den Stellen in der Skizze.“

Anschließend wird die Skizze und die dabei aufgetauchten Gedanken, Gefühle, Körperempfindungen, Erkenntnisse usw. mit den Patient:innen besprochen.

Abtast-Übung mit erneuter Skizzierung des nun haptisch erlebten Körperbildes

Anleitung: Im nächsten Schritt werden die Patient:innen gebeten, ihren Körper abzutasten und anschließend zu skizzieren. Um ein realistisches Abtasten zu erreichen, werden die Patient:innen gebeten, kurze und enganliegende Sportkleidung zu tragen. Die Therapeut:innen lesen langsam und mit vielen Pausen vor, ca. 15 Minuten.

„Bitte legen oder setzen Sie sich bequem hin. Schließen Sie Ihre Augen und beginnen Sie, mit den Händen Ihren Körper abzutasten. Nehmen Sie sehr bewusst die einzelnen Teile Ihres Körpers wahr. Beginnen Sie am Kopf, über Haare und das Gesicht zu Ihrem Hals. Gehen Sie von dort abwärts und lassen Sie keinen Teil aus. (Ab hier können auch systematisch alle Körperteile einzeln benannt werden).

Achten Sie auf Unterschiede in Festigkeit und Weichheit. Achten Sie auf Unterschiede in der Temperatur. Verbleiben Sie auch an Körperstellen, die Sie sonst vermeiden. Wenn Sie Gedanken, Gefühle oder Körperempfindungen bemerken, merken Sie sich diese.

Öffnen Sie nun wieder die Augen und skizzieren Sie Ihren Körper ein zweites Mal, diesmal das Bild, dass Sie ertastet haben. Auch hier gilt: Es muss keine Kunst werden. Ergänzen Sie Ihre Skizze mit Gedanken.“

Vergleich der Skizzen miteinander

Anleitung: Die Skizze aus der imaginativen Körperbildvorstellung und die Skizze der Abtastübung werden anschließend miteinander verglichen. Bereits hier zeigen sich in der Praxis häufig Unterschiede zwischen der inneren Repräsentation und dem ertasteten Körperbild. Die Übung verdeutlicht auch, wie wichtig eine reale haptische Beschäftigung mit dem Körper ist. Sowohl Patient:innen mit AN und BN als auch Patient:innen mit BED vermeiden in der Praxis häufig Berührung mit dem eigenen Körper, die jedoch essentiell ist, um die perzeptive Komponente des Körperbildes zu verändern. Patient:innen mit BED profitieren von diesen Übungen aus der klinischen Erfahrung heraus ebenfalls.

„Vergleichen Sie die beiden Bilder miteinander. Was fällt Ihnen auf? Wo sehen Sie Unterschiede? Was ist Ihnen bewusst geworden?“

Schätzübungen zu Körperumfängen

Anleitung: Um Patient:innen mit AN und BN erlebbar zu machen, dass es eine Diskrepanz zwischen der inneren Repräsentation der Körperwahrnehmung und der Realität gibt, eignen sich Schätzübungen. Hierbei werden die Patient:innen gebeten, Körperumfänge mittels eines Seils zunächst abzuschätzen, um dann anschließend mit Hilfe der Therapeutin oder des Therapeuten die tatsächlichen Umfänge abzumessen und dann das Ergebnis zu vergleichen. Um es zu konsolidieren, werden die tatsächlichen Umfang-Ergebnisse auf Pappe gezeichnet und ausgeschnitten. Diese können dann zu jedem Zeitpunkt in der Therapie als „Anschauungsmaterial" verwendet werden und helfen den Patient:innen dabei, immer wieder Realität in die perzeptive Komponente ihres Körperbildes zu bringen.

Material: Zwei Seile in unterschiedlicher Länge, z. B. 1,5 m und 2,0 m. Pappe, aus denen stabile Schablonen gebastelt werden können.

„Sie sehen hier zwei unterschiedlich lange Seile. Bitte entscheiden Sie sich für eines der beiden, wenn ich Sie nun gleich bitte, den Umfang ihres … (Oberarms, Oberschenkels, Bauch, Ihrer Hüfte, … hier eignen sich alle als von den Patient:innen als negativ wahrgenommenen Körperteile) abzuschätzen und vor sich auf den Boden zu legen. Legen Sie dazu das Seil kreisförmig so, wie Sie den Umfang ihres … einschätzen.

Mit Ihrem Einverständnis helfe ich Ihnen nun, den Umfang ihres … direkt von Ihrem Körper abzunehmen. Wir nehmen dazu das andere Seil und wir legen es dazu um die betreffende Körperstelle. Fällt Ihnen auf, dass die Länge des Seils ausgereicht hat, um den Umfang abzunehmen?

Bitte nehmen Sie nun diese Pappe und wir zeichnen gemeinsam die tatsächlichen Umfänge Ihres … ab. Nehmen Sie diese dann in die Hände und betrachten Sie es. Kennen Sie Formen, die Sie an diesen Umfang erinnern? Welche Gedanken und Gefühle erleben Sie, wenn Sie diesen Umfang betrachten? Bewahren Sie diese Pappe auf und betrachten Sie sie regelmäßig."

Silhouetten-Übung

Anleitung: Diese Übung eignet sich als nächster gradueller Schritt in der Arbeit an der perzeptiven Komponente. Die Patient:innen werden gebeten, ihre Körpersilhouette zu zeichnen.

Material: Papier, unterschiedlich farbige Stifte zum Abzeichnen

Die Patient:innen stellen sich dazu an ein an die Wand geklebtes Papier, das in etwa ihrer Körperhöhe entspricht. Der:die Therapeut:in zeichnet dann mit Einverständnis der Patientin oder des Patienten die Höhe des Scheitels, der Schultern, der Ellenbogen, der Knie und der Fußgelenke auf das Papier, damit die Patient:innen Anhaltspunkte haben. Diese werden daraufhin gebeten, in Hausaufgabe ihre Silhouette auf das Papier zu zeichnen. In der nächsten Therapiestunde wird das Ergebnis, sowie alle dazu entstandenen Gedanken und Gefühle besprochen. Im nächsten Schritt legen sich die Patient:innen auf die Silhouette. Mit ihrem Einverständnis zeichnet der:die Therapeut:in die tatsächliche Silhouette mit einer anderen Farbe entlang des Körpers der Patient:innen ab. Die Unterschiede werden miteinander besprochen.

Körperkonfrontation: Spiegelexpositionen

Die körperkonfrontative Arbeit ist ein entscheidender Bestandteil der Arbeit am verzerrten/negativen Körperbild. Die Patient:innen setzen sich hier aktiv mit ihrem Körperbild vor dem Spiegel auseinander. Erfahrungsgemäß werden die Übungen als aversiv und belastend empfunden, sind jedoch für einen Erfolg in der Behandlung unerlässlich (Key et al. 2002). Außerdem entziehen sich Patient:innen mit Essstörungen im Alltag häufig rückmelderelevanten Situationen zu ihrem Körper, was in der Therapiesituation im gesicherten Rahmen nachgeholt werden sollte. Es konnte bei Patient:nnen mit AN und BN gezeigt werden, dass es in einer standardisierten Spiegelkonfrontation über 40 Minuten zu einer signifikanten Abnahme von Angst und Ekel kam (Vocks et al. 2007). Bei Patient:innen mit BED konnte gezeigt werden (Hilbert et al. 2002), dass eine wiederholte Körperkonfrontation zu einer verringerten Aktivierung negativer Emotionen führte.

Anleitung: Die Spiegelexposition ist dreischrittig. Im ersten Durchgang sollen die Patient:innen vor allem auf die Bereiche des Körpers fokussieren, die negativ wahrgenommen werden und/oder vermieden werden. Im zweiten Schritt werden die Patient:innen angeleitet, den gesamten Körper achtsam zu fokussieren. Im dritten Schritt geht es um eine Fokussierung von positiven Aspekten des Körperbildes. Die Arbeit mit dem Spiegel sollte im therapeutischen Einzelsetting in mehreren Doppelstunden erfolgen, um langsam und intensiv vorgehen zu können und um genügend Raum für Besprechung zu lassen. Patient:innen sollten im Vorfeld dazu angewiesen werden, die Konfrontation im Bikini oder Unterwäsche durchzuführen. Nur für besonders belastete Patient:innen wird die Durchführung zunächst in enganliegender Sportkleidung empfohlen, später hinaus dann als Wiederholungsübung oder als Hausaufgabe im Bikini. Der

Raum mit Ganzkörperspiegel sollte nicht einsehbar sein, am besten eignen sich Spiegel mit Flügeln, um alle Perspektiven zu ermöglichen. Da die Patient:innen später gebeten werden, den Körper ohne Bewertung zu beschreiben, hat es sich als hilfreich erwiesen, Patient:innen vorher in das Konzept von Achtsamkeit einzuführen (z. B. die Wie- und Was-Fertigkeiten der Achtsamkeit). Zur Vermittlung dieses Konzepts sei an der Stelle auf die dazu gängige Literatur verwiesen, z. B. das Modul Achtsamkeit im Skillsmanual für Borderline-Patient:innen (Bohus / Wolf-Arehult 2018).

Die Therapeut:innen sind in der ganzen Zeit aufmerksam, die Übung für die Patient:innen so zu gestalten, dass sie durchführbar bleibt, auch wenn schwierige Gefühle und Gedanken auftauchen. Die Exposition sollte möglichst nicht abgebrochen werden. Die Therapeut:innen sollten ebenfalls aufmerksam für Sicherheits- und Vermeidungsverhalten (z. B. gedankliche Vermeidung) bleiben und die Patient:innen gegebenenfalls darauf aufmerksam machen und sie zurück zur Exposition führen. Es empfiehlt sich, wie bei anderen Expositionsübungen auch, zwischendurch die Stärke der Belastung der Patient:innen abzufragen („Auf einer Skala von 0 – 10 wie stark angespannt sind Sie gerade?") und den Fokus immer wieder auf auftauchende Gedanken, Gefühle und Körperreaktionen zu lenken („Was spüren Sie körperlich? Welche Gefühle haben Sie gerade? Welche Gedanken haben Sie gerade?").

„Im ersten Durchgang unserer Spiegelübungen sollen Sie sich bitte beim Ansehen und Anfassen auf die Bereiche Ihres Körpers konzentrieren, die Sie üblicherweise vermeiden. Ich begleite Sie durch die Übung. Was fällt Ihnen auf, wenn Sie Ihren Körper betrachten? Welche Proportionen hat Ihr Körper? Welche Teile Ihres Körpers kennen Sie gut, welche eher nicht? In welcher Körperhaltung fühlen Sie sich üblicherweise wohl? In welcher nicht? Was fällt Ihnen an der Vorderseite Ihres Körpers auf? Was auf der Rückseite? Welche Unterschiede gibt es von der rechten zur linken Seite? Welche Farbe hat Ihre Haut? Welche Qualität hat Ihre Haut?"

Im Anschluss daran wird eine ausführliche Körperkonfrontation am Spiegel durchgeführt, bei der die Patient:innen jeden Teilbereich ausführlich und ohne Bewertung beschreiben und anfassen sollen. Hier ist es möglich, mit Einverständnis der Patient:innen mitzufilmen, um dies später als Hausaufgabe zu betrachten, um hier bereits den Aspekt von dynamischer Körperkonfrontation mit abzudecken. Dies erhöht jedoch deutlich den Schwierigkeitsgrad und muss gut besprochen werden.

„Bitte beginnen Sie die Übung bei Ihren Haaren: Beschreiben Sie sie. Sind sie lockig oder glatt? Wie fühlen sich Ihre Haare an? Gibt es Schattierungen?

Machen Sie weiter mit Ihrem Gesicht: Beschreiben Sie Ihr Gesicht. Was fällt Ihnen auf? Wie ist Ihre Haut beschaffen? Sehen Sie Pigmente? Sommersprossen? Beschreiben Sie Ihre Nase, Ihr Kinn, Ihre Wangen, Ihren Mund, Ihre Stirn, Ihre Ohren. Welche Gesichtsform haben Sie? Oval, rund, …?

Beschreiben Sie als nächstes Ihren Hals. Wie lang ist er in etwa? Fallen Ihren Sehnen, Adern oder Muskeln auf?

Gehen Sie über zu Ihrem Dekolleté: Ist es bei Ihnen flach oder gewölbt? Wie fühlt es sich an? Wie ist die Haut beschaffen? Tasten Sie Ihre Schlüsselbeine. Sind sie gut sichtbar?

Beschreiben Sie dann ihre Schultern: Welche Form haben sie? Sind sie breit? Schmal? Gerade? Hängend? Zierlich? Welche Adjektive würden Ihnen einfallen?

Kommen Sie zu Ihrer Brust: Welche Merkmale haben Ihre Brüste? Welche Form? Welche Größe? Sind die Brustwarzen dunkel oder hell? Groß oder klein? Welcher Abstand ist zwischen Ihren Brüsten?

Wie sehen Ihre Oberarme aus? Können Sie Muskeln oder Sehnen ertasten? Schauen Sie auch einmal von hinten. Welche Form haben Sie? Wie ist die Haut innen und außen beschaffen?

Schauen Sie sich Ihren Rücken an. Können Sie die Wirbelsäule erkennen? Wie halten Sie sich? Gerade? Gebeugt?

Beschreiben Sie Ihren Bauch: Wie sieht er genau aus? Welche Form hat er? Schauen Sie auch mal von beiden Seiten. Wie ist die Haut am Bauch? Ist Ihr Bauch eher flach? Gewölbt? Fassen Sie ihn an: Ist er weich? Muskulös? Beschreiben Sie Ihren Bauchnabel. Ist er nach innen oder außen gewölbt?

Gehen Sie zu Ihrer Taille: Wie sehen Sie sie von vorne und von hinten?

Welche Farbe haben Ihre Unterarme auf der inneren und auf der äußeren Seite? Wie fühlt sich die Haut innen und außen an? Erkennen Sie Muskeln, Adern und Sehnen? Wie fühlt sich Ihr Handgelenk an?

Beschreiben Sie Ihre Hände: Sind sie groß, klein, schmal oder breit? Sind Ihre Finger lang oder kurz? Wie sehen Ihre Fingernägel aus?

Gehen Sie weiter zu Ihrer Hüfte. Beschreiben Sie sie. Ist sie eher schmal oder eher breit? Kann man Ihre Hüftknochen sehen? Beschreiben Sie das Verhältnis von Ihrer Taille zur Hüfte.

Drehen Sie sich um und schauen Sie sich Ihr Gesäß an. Welche Form hat es? Ist es eher flach oder rundlich? Wie verändert es sich, wenn Sie es anspannen? Fassen Sie es an. Ist es weich oder eher kantig?

Beschreiben Sie Ihre Oberschenkel: Welche Form haben Sie? Welche Farbe? Wie sehen Sie von hinten und wie von vorne aus? Sind sie weich? Welche Temperatur haben sie? Spüren Sie Muskel? Wie sehen Ihre Knie aus? Und von hinten?

Gehen Sie weiter zu Ihren Unterschenkeln. Beschreiben Sie die Form Ihrer Waden. Sind sie muskulös? Weich? Wie sieht Ihr Schienbein aus?

Wir enden mit Ihren Füßen: Beschreiben Sie die Form Ihrer Füße. Sind Sie groß? Klein? Wie sehen Ihre Zehen aus? Wie sehen Ihre Fußnägel aus?"

Die gemeinsam durchgeführte Übung wird nun nachbesprochen. Patient:innen sollten berichten können, welche Gefühle, Gedanken und körperliche Reaktionen im Laufe der Übungen aufgetreten sind und ob sich dies über die Zeit verändert hat. Lenken Sie als Therapeut:innen mit Ihren Patient:innen die Aufmerksamkeit darauf, dass sich die Intensität der negativen Reaktionen im Laufe der Übung vermutlich verringert hat. Die Patient:innen sind im Anschluss aufgefordert, diese Spiegelübung als Hausaufgabe über einen Zeitraum von mindestens sechs Wochen mehrfach (am besten täglich) allein zu Hause unter den gleichen Bedingungen wie im Therapieraum zu wiederholen. Die Übung sollte mindestens 30 Minuten dauern. Als hilfreich hat sich auch ein sogenanntes Spiegelprotokoll erwiesen, bei dem die Patient:innen notieren, wann sie geübt haben, wie Ihre Anspannungskurve (von 0 – 10) verlaufen ist und welche Gedanken und Gefühle zu Beginn und zu Ende der Übung aufgetaucht sind.

Im dritten Abschnitt der Spiegelübungen sollen die Patient:innen sich auf die positiven Aspekte ihres Körpers konzentrieren. Dies kann folgendermaßen aussehen:

„Ich möchte mit Ihnen üben, die positiven Seiten Ihres Körpers und die Seiten, die sie schön finden, zu beschreiben. Neben Ihres Aussehens können Sie auch Dinge nennen, die sich schön anfühlen. Auch positive Funktionen können hier genannt werden, z. B. dass Ihre Füße Sie durch den Tag tragen. Beginnen wir bei Ihren Haaren. Was gefällt Ihnen an Ihren Haaren?, ... (ab hier dürfen wieder alle Bereiche aus der vorherigen Übung aufgezählt werden)."

Körperkonfrontation: Videokonfrontation

Nicht nur das statische Körperbild, sondern auch das dynamische Körperbild sollten konfrontiert werden. Daher empfiehlt es sich, im Anschluss an Spiegelexpositionsübungen, Expositionsübungen mit Video anzuschließen. Mit Einverständnis kann dazu ein Video aus der Spiegelexpositionsübung genutzt werden und gemeinsam oder in Hausaufgabe betrachtet werden. Darüber hinaus sollte ein Video von einem dynamischen Körperbild angefertigt werden, entweder durch die Therapeut:innen oder Mitpatient:innen, sollte die Körperbildarbeit in der Gruppe stattfinden. Die Therapeut:innen sollten eine Ganzkörperaufnahme machen, während die Patient:innen seitlich an der Kamera vorbeilaufen und sich gleichzeitig auf die Kamera hin- und von ihr wegbewegen. Die Aufnahmen werden gemeinsam betrachtet und besprochen.

„Können Sie Ihre Bewegungen beschreiben? Wie würden Sie Ihren Laufstil beschreiben? Sind sie leichtfüßig? Oder eher schwerfällig? Welche Körpersprache strahlen Sie aus? Wie halten Sie Ihre Schultern? Nehmen Sie viel Raum ein? Wenig? Welche Gedanken, Gefühle, Körperempfindungen haben Sie, wenn Sie sich betrachten?“

8.3.3 Die Arbeit an der behavioralen Komponente

In diesem Behandlungsabschnitt steht der Abbau von körperbezogenem Vermeidungs- und Kontrollverhalten im Mittelpunkt. Jeder der oben genannten acht Teilbereiche kann betroffen sein und sollte gut erfasst werden. Es empfiehlt sich nun, eine Hierarchie anzufertigen, welches Vermeidungs- und Kontrollverhalten den Patient:innen am meisten Sorge bereitet, aufzugeben. Im Sinne einer graduellen Herangehensweise werden anschließend Verhaltensexperimente geplant, um die Vermeidungs- und Kontrollverhaltensweisen im Alltag zu exponieren und neues Verhalten einzuüben. Mit „leichter aufzugebendem“ Verhalten wird begonnen und der Schwierigkeitsgrad gesteigert. Ein strukturiertes Vorgehen, was sich auf alle Teilbereiche übertragen lässt, soll hier vorgestellt werden:

„Beschreiben Sie Ihr Vermeidungsverhalten genau.

Benennen Sie mir ein neues Verhalten. Was wäre eine Möglichkeit, hier nicht zu vermeiden?

Wie werden Sie Ihr neues Verhalten konkret anwenden? Welche Schwierigkeiten könnten aufrauchen? Wie gehen Sie damit um?

Welche Befürchtungen haben Sie, wenn Sie Ihr Vermeidungsverhalten aufgeben? Was genau wäre schlimm daran? Welche Konsequenzen hätte dies?

Probieren Sie das neue Verhalten aus und schreiben Sie auf, was passiert ist. Sind ihre Befürchtungen eingetreten? Was haben Sie erlebt?

Welche Erkenntnisse haben Sie gewonnen? Wie wirkt sich das nun auf Ihren Alltag aus?“

Therapeut:innen planen diese Verhaltensexperimente in den Therapiestunden und geben ihren Patient:innen diese als Hausaufgabe mit zur Übung. Aber auch die Therapiestunden lassen sich „spielerisch“ nutzen, um körperbezogenes Vermeidungs- und Kontrollverhalten zu exponieren:

„Mir ist aufgefallen, dass Sie in der Therapiestunde immer sehr zusammengekauert auf dem Stuhl sitzen. Wäre es möglich, dass Sie damit verhindern möchten, dass ich freien Blick auf Ihren Bauch habe? Wären Sie einverstanden, mit mir eine kurze Übung zu machen? Wir stellen uns dazu kurz hin, atmen langsam ein, zählen bis fünf und heben dann die Arme wie in einer Siegerpose nach oben. Dann atmen wir aus und nehmen die Arme wieder runter. Wie fühlen Sie sich nun? Was spüren Sie in Ihrem Körper?"

8.4 Aufbau von positiven körperbezogenen Aktivitäten

Patient:innen mit Essstörungen führen seltener als gesunde Menschen positive körperbezogene Tätigkeiten aus. Deshalb ist es sinnvoll und notwendig, diese im Alltag mit den Patient:innen (neu) zu etablieren, um den Körper (wieder) zu einer Quelle positiver Erfahrungen zu machen. Haben Patient:innen bereits positive körperbezogenen Aktivitäten in ihrem Alltag, hat es sich als hilfreich erwiesen, diese auf ihren Genuss- und Sinnlichkeitsaspekt hin zu überprüfen. Im Bereich Gesundheit/Fitness bspw. ist es von Bedeutung, eine Balance zwischen Inaktivität und Überaktivität zu finden. Machen Patient:innen etwas mit ihrem Körper? Oder für ihren Körper?

Die einfachste Art, hier gemeinsam mit den Patient:innen Interventionen zu planen, ist, Ihnen eine Liste mit angenehmen körperbezogenen Aktivitäten vorzulegen (z.B. aus Vocks et al. 2018 „Hundert angenehme körperbezogene Tätigkeiten") und diese dann systematisch auszuprobieren, Erfahrungsberichte von den Patient:innen einzuholen und spielerisch zu etablieren.

Beispiele: schöne Kleidung tragen, eine Massage bekommen, Achterbahn fahren, schminken, singen, schwimmen, Yoga machen, küssen, barfuß laufen, reiten, töpfern, ein Fußbad nehmen, tanzen, eincremen, in einer Hängematte liegen.

8.5 Dos & Don'ts

Haben Sie Spaß an der Arbeit mit dem Körperbild! Gehen Sie mit einer spielerischen und leichten Haltung an die Übungen. Meine klinische Erfahrung zeigt, dass sich Kolleg:innen manchmal unsicher sind, ob körperkonfrontatives Arbeiten „Zuviel" für Patient:innen werden könnte („Darf ich die Patientin wirklich im Bikini vor den Spiegel stellen?"), oder Sorge haben, dass man mehr Schaden als Nutzen anrichtet. Dies ist nicht der Fall. Frühes Intervenieren im Bereich Körperbild verbessert die Prognose der Essstörungsbehandlung deutlich.

Wenn Patient:innen große Furcht vor Körperkonfrontation zeigen, beginnen Sie mit leichteren Übungen und steigern Sie den Schwierigkeitsgrad wie hier empfohlen. Lassen Sie keine Übungen aus.

Setzen Sie sich mit dem eigenen Körperbild auseinander. Nicht nur in der Nahrungsnormalisierung der Essstörungsbehandlung („Ich lasse auch immer das Frühstück aus, wie kann ich das von meinen Patient:innen dann verlangen?“), sondern besonders auch in der körperkonfrontativen Arbeit stoßen Behandler:innen auf eigene negative Überzeugungen über ihren eigenen Körper („meine Taille ist eigentlich auch nicht viel schmaler“, „ich finden meinen Bauch auch zu dick“). Körperarbeit beinhaltet immer auch einen Selbsterfahrungsanteil, den es anzugehen und nicht aus „Eigenschutz“ zu vermeiden gilt. Eigene Scham mit dem Körper gehört in die Selbsterfahrung. Unterschätzen Sie sich selbst als Modell in der Therapie nicht.

Wiegen Sie ihre Patient:innen. Dies wird in Behandlungen immer mal wieder ausgelagert, an die Hausärzt:innen beispielsweise. Dafür gibt es keinen Grund. Nur über ein regelmäßiges Wiegen kann eine Gewichtsphobie abgebaut werden und die Patient:innen lernen, welche Nahrung, welche Interventionen und welche (Körper)-Aktivitäten sich auf das Gewicht auswirken und wie sehr Kognitionen und Emotionen sich auf ein „gefühltes Gewicht“ auswirken können. Hier ist es an den Behandler:innen, für Realität zu sorgen. Häufig sind es auch hier wieder eigenen Anteile der Behandler:innen, die „Angst vor der Zahl haben“ und bieten einen hervorragenden Ausgangspunkt für Selbsterfahrung.

8.6 Indikationen und Kontraindikationen

Indikation besteht für alle Patient:innen mit der offiziellen Diagnose einer Essstörung. Insbesondere die Anwendung von Spiegelkonfrontationsübungen sind bei Patient:innen mit AN und BN gut evaluiert und zeigen gute Ergebnisse in der Verbesserung der kognitiv-affektiven Komponente (Vocks et al. 2018). In der Praxis zeigt sich, dass Patient:innen von der Arbeit am Körperbild profitieren, auch wenn diagnostisch keine Essstörung, sondern nur eine Unzufriedenheit mit dem Körper vorliegt. Obschon die Studienlage geringer ist als bei AN und BN, gibt es Hinweise, dass eine körperkonfrontative Arbeit mit Patient:innen mit der Diagnose BED ebenfalls indiziert ist. Die bisherige Studienlage lässt eine Evaluation von Ergebnissen in der Körperbildarbeit mit Männern vermissen. Männlich gelesenes negatives Körperbild drückt sich unter Umständen eher durch den Wunsch aus, „muskulöser“ zu sein. Häufig geht der Wunsch nicht in Richtung „schlank sein“ (Olivardia et al. 2000). Aus der Praxis kann jedoch berichtet werden, dass die Übungen unter Ergänzung dieser geschlechtsspezifischen Komponenten adaptiert werden können.

Allgemeine Kontraindikationen für die Arbeit am Körperbild mittels Expositionsverfahren wie die Spiegelkonfrontation oder den Abbau von körperbezogenem Vermeidungsverhalten orientieren sich an allgemeinen Kontraindikationen für Expositionsverfahren. Diese sind: Suizidalität, Alkohol- und/oder Drogenabhängigkeit, akute manische oder psychotische Phase, schwere Selbstverletzung, stark instabile Lebensumstände (z. B. Obdachlosigkeit). Keine Kontraindikationen ist ein Body-Mass-Index im Untergewichtsbereich.

8.7 Diskussion und Ausblick

Eine 15 Jahre andauernde Langzeitstudie in den USA mit über 1000 Proband:innen über den Zeitraum ihrer Jugend bis hin ins Erwachsenenalter (Neumark-Sztainer et al. 2018) hat gezeigt, dass ein negatives Körperbild bei Frauen und Männern im Laufe der Studienjahre zugenommen hat. Über ein Viertel beider Geschlechter gab an, mit dem Körper sehr unzufrieden zu sein. Diese Zahlen verdeutlichen die Ausmaße eines Themas, das Geschlechtergrenzen überschreitet und gesellschaftlich hoch relevant ist. Dazu kommt eine vermutlich hohe Anzahl von Betroffenen, über die noch nicht genügend Forschungsdaten vorliegen (Frauen nach der Menopause, queere Forschung, kulturübergreifende Forschung, Forschung mit nur männlichen Probanden, u. v. m.). Dies hebt hervor, dass (weiterhin) eine deutliche Notwendigkeit besteht, sich mit dem Thema des negativen Körperbildes auseinander zu setzen. In den Therapien sollte das Thema nicht nur besonders mit Patient:innen, die an Essstörungen leiden, behandelt werden, sondern darüber hinaus auch diagnostisch bei anderen Störungsbildern mit erhoben werden, auch, da die Entwicklung einer Essstörung durch ein negatives Körperbild begünstigt werden kann.

Im Zeitalter mit hohem Social Media Konsum bemerken wir, dass dessen Benutzung sich auf die Entwicklung eines (gesunden oder negativen) Körperbildes auswirken kann. Die Entwicklung einer hohen Medienkompetenz sollte gefördert werden (Tiggemann/Anderberg 2020), um Negativeffekten entgegenzuwirken und Schutzfaktoren zu entwickeln. Im besten Falle siedelt sich die Entwicklung des eigenen Körperbildes bei einer sogenannten „Body-Neutrality", also einem achtsamen, nicht bewertenden Körperbild an und pendelt weder in ein stark negatives, noch ein überidealisiert positives Körperbild aus (Wood-Barcalow et al. 2024).

Die Arbeit mit dem Körperbild ist lohnend. Negative Kognitionen und Emotionen zum Körper lassen sich zuverlässig verbessern. Auch die Perzeption des

Körperbildes kann verändert werden. Neue Entwicklungen wie z. B. die Verwendung von Virtual Reality in der Körperbildarbeit könnten dabei eine unterstützende Rolle spielen (Porras-Garcia et al. 2020).

8.8 Literatur

Ahrberg, M., Trojca, D., Nasrawi, N., Vocks, S. (2011): Body Image Disturbance in Binge Eating Disorder: A Review. European Eating Disorders Review 19, 375–381, https://doi.org/10.1002/erv.1100

Alleva, J. M., Sheeran, P., Webb, T. L., Martijn, C., Miles, E. (2015): A Meta-Analytic Review of Stand-Alone Interventions to Improve Body Image. PLOS ONE 10 (9), e0139177, https://doi.org/10.1371/journal.pone.0139177

Bohus, M., Wolf-Arehult, M. (2018): Interaktives Skillstraining für Borderline-Patienten. Schattauer, Stuttgart

Cash, T. F., Deagle, E. A., III (1998): The Nature and Extent of Body-Image Disturbances in Anorexia Nervosa and Bulimia Nervosa: A Meta-Analysis. International Journal of Eating Disorders 22, 107–126, https://doi.org/10.1002/(SICI)1098-108X(199709)22:2%3c107::AID-EAT1%3e3.0.CO;2-J

Deutsche Gesellschaft für Psychosomatische Medizin und Ärztliche Psychotherapie (DGPM) (Hrsg.) (2019): S3-Leitlinie Diagnostik und Behandlung der Essstörungen. Springer, Berlin, https://register.awmf.org/assets/guidelines/051-026l_S3_Essstoerung-Diagnostik-Therapie_2020-03-abgelaufen.pdf, 06.08.2024

Glashouwer K. A, Jonker N. C, Thomassen K., de Jong, P. J. (2016): Take a Look at the Bright Side: Effects of Positive Body Exposure on Selective Visual Attention in Women with High Body Dissatisfaction. Behaviour Research and Therapy 83, 19–25, doi: 10.1016/j.brat.2016.05.006

Grilo, C. M., Ivezaj V., Lydecker J. A., White M. A. (2019): Toward an Understanding of the Distinctiveness of Body-Image Constructs in Persons Categorized with Overweight/Obesity, Bulimia Nervosa, and Binge-Eating Disorder. Journal of Psychosomatic Research 126, 109757, doi: 10.1016/j.jpsychores.2019.109757

Hilbert, A., Tuschen-Caffier, B., Vögele, C. (2002): Effects of Prolonged and Repeated Body Image Exposure in Binge-Eating Disorder. Journal of Psychosomatic Reasearch 52, 137–144

Key, A., George, C. L., Beattie, D., Stammers, K., Lacey, H., Waller, G. (2002): Body Image Treatment within an Inpatient Program for Anorexia Nervosa: the Role of Mirror Exposure in the Desensitization Process. International Journal of Eating Disorders 31 (2), 185–190, doi: 10.1002/eat.10027. PMID: 11920979

Neumark-Sztainer, D., Wall, M. M., Chen, C., Larson, N. I., Christoph, M. J., Sherwood, N. E. (2018): Eating, Activity, and Weight-Related Problems from Adolescence to Adulthood. American Journal of Preventive Medicine 55 (2), 133–141, doi: 10.1016/j.amepre.2018.04.032

Olivardia, R., Pope, H. G., Hudson, J. I. (2000): Muscle Dysmorphia in Male Weight Lifters: A Case-Control Study. American Journal of Psychiatry 157, https://doi.org/10.1176/appi.ajp.157.8.1291

Porras-Garcia, B., Serrano-Troncoso, E., Carulla-Roig, M., Soto-Usera, P., Ferrer-Garcia, M., Figueras-Puigderrajols, N., Yilmaz, L., Onur Sen, Y., Shojaeian, N., Gutiérrez-Maldonado, J. (2020): Virtual Reality Body Exposure Therapy for Anorexia Nervosa. A Case Report with Follow-Up Results. Frontiers in Psychology 11, https://doi.org/10.3389/fpsyg.2020.00956

Pruis, T. A., Janowsky, J. (2010): Assessment of Body Image in Younger and Older Women. The Journal of General Psychology: Experimental, Psychological, and Comparative Psychology 137 (3), 225–238, DOI: 10.1080/00221309.2010.484446

Schwarte, R., Alexandridis, K. (2024): Körperbild bei Essstörungen. Ein interdisziplinäres Therapiemanual. Ernst Reinhardt, München

Tanck, J. (2024): Unfiltered. Social Media und unser Körperbild. Kailash, München

Tiggemann, M., Anderberg, I. (2020): Social Media Is not Real: The Effect of "Instagram vs Reality" Images on Women's Social Comparison and Body Image. New Media & Society 22 (12), 2183–2199, https://doi.org/10.1177/1461444819888720

Tuschen-Caffier, B. (2015): Körperbildstörungen. In: Herpertz, S., de Zwaan, M., Zipfel, S. (Hrsg.): Handbuch Essstörungen und Adipositas. Springer, Berlin; 82–86

Vocks, S., Legenbauer, T., Wächter, A., Wucherer, M., Kosfelder, J. (2007): What Happens in the Course of Body Exposure? Emotional, Cognitive, and Physiological Reactions to Mirror Confrontation in Eating Disorders. Journal of Psychosomatic Reasearch 62, 231–239

Vocks, S., Bauer, A., Legenbauer, T. (2018): Körperbildtherapie bei Anorexia und Bulimia nervosa. Hogrefe, Göttingen

Williamson, D. A., White M. A., York-Crowe E., Stewart T. M. (2004): Cognitive-Behavioral Theories of Eating Disorders. Behavior Modification 28 (6), 11–38, doi:10.1177/0145445503259853. PMID: 15383683

Wood-Barcalow, N. L., Alleva, J. M., Tylka, T. L. (2024): Revisiting Positive Body Image to Demonstrate How Body Neutrality Is not New. Body Image 50, 101741, https://doi.org/10.1016/j.bodyim.2024.101741

9 Die Kombination von Tango Argentino und Verhaltenstherapie

von Hans Gunia

9.1 Einleitung

Viele Leser:innen werden den Tango möglicherweise als Tanz sehen, bei dem die Frauen in tief geschlitzten Kleidern und hochhackigen Schuhen erotisch anmutende Figuren tanzen. Selbst der deutsche Kaiser Wilhelm II. erließ im Jahre 1913 ein Dekret, in welchem er seinen Soldaten das Tanzen dieses anrüchigen und die Moral zersetzenden Tanzens verbot (vgl. WDR Stichtag; 16.05.2007). Nun lässt sich tatsächlich fragen, was dieser Tanz, wenn er tatsächlich so erotisch und anrüchig sein sollte, in der Psychotherapie und speziell in der Verhaltenstherapie zu suchen hat.

Tatsächlich fanden wir in einer eigenen Umfrage (Gunia 2024), dass der Tango nicht erotischer ist als andere Tänze, wie z. B. der Walzer oder der Foxtrott. Und Tänzer:innen wissen, dass die erotisch anmutenden Tangoshows für Showpaare harte Arbeit bedeuten und auf den Effekt auf das Publikum abzielen und nicht auf Erotik oder gar Intimität im Paar. Auch wer schon einmal einen Tanzkurs absolviert hat, weiß, dass die Anfänge oft mit Stress und Arbeit verbunden sind und Erotik nicht mal im Keim sichtbar ist.

Trotzdem bleibt die Frage, was denn diesen Tanz, der im Jahre 2009 zum Weltkulturerbe erhoben wurde, so interessant für die Integration in die Psychotherapie macht. Da wir den Paartanz generell und den Tango im Besonderen als kulturelle Technik betrachten, die im Miteinander eine wichtige kommunikative Funktion hat, wie z. B. Kennenlernen, sich miteinander vertraut machen, miteinander verbal und körperlich kommunizieren, liegt es nahe, Tango mit einem Training sozialer Kompetenz zu kombinieren. Das bietet sich umso mehr an, als es im argentinischen Tango bestimmte Regeln gibt, nach denen z. B. aufgefordert wird, zwischen Musikstücken miteinander geredet wird, ein Tanz beendet wird usw. Umgekehrt macht der Tango die Verhaltenstherapie ressourcenorientierter und abwechslungsreicher. Es ergibt sich also eine Win-Win-Situation für beide Seiten.

Betrachtet man den Tanz von der körperlichen Seite, so besteht der Körper nicht nur aus dem Organismus und der Wahrnehmung derselben, sondern der

Körper kann sich von innen und von außen wahrnehmen, er bewegt sich mit unterschiedlicher Geschwindigkeit und mit einer unterschiedlichen Dynamik (Koch 2011). Er kann mit unterschiedlicher Distanz und Intensität Kontakt mit anderen Körpern herstellen. Der Körper kann den Emotionen Ausdruck verleihen. Allerdings ist die verhaltenstherapeutische Literatur zu diesem Thema bislang spärlich.

In einem eigenen Ansatz (Gunia / Quiroga Murcia 2017) versuchen wir, den argentinischen Tango und die Verhaltenstherapie zu integrieren.

9.2 Theorie

Der argentinische Tango erscheint aus vielen Gründen für eine Integration in die Verhaltenstherapie geeignet. Als Basisstrategie in der kognitiven Verhaltenstherapie bei vielen Störungen und insbesondere bei depressiven Störungen ist der Aufbau positiver Aktivitäten zu nennen.

Tango stellt als Tanz für viele Paare oft per se eine positive Aktivität dar (was bei depressiven Patient:innen oft für sich allein schon antidepressiv wirkt). „Gesunde" Partner:innen haben beim Erlernen der Schritte keine Vorteile, da der Tango Argentino oft für beide neu ist. Das ermöglicht den „kranken" Partner:innen, bei sich selbst gesunde Anteile zu entdecken und sich den „Gesunden", zumindest was das Tanzen angeht, ebenbürtig zu fühlen. Persönliche Stärken, Vorlieben und Verhaltensweisen, die von der Krankheit nicht beeinträchtigt sind, können entdeckt und gezeigt werden. Dadurch, dass sich depressive Menschen nicht per se ungeschickter verhalten und Schritte nicht langsamer oder schlechter lernen als ihre gesunden Partner:innen, haben sie eine Chance, aus der „Krankenrolle" herauszukommen und als vollwertige Partner:innen wahrgenommen zu werden. „Krankenrolle" bedeutet in diesem Kontext, dass sich insbesondere depressive Menschen selbst als minderwertig erleben und von ihren Familienangehörigen manchmal als Angehörige wahrgenommen werden, die besonders geschützt oder behandelt werden müssen. Manchmal fällt es den Angehörigen aber auch schwer, die psychische Erkrankung (z. B. bei Depressionen, Psychosen, Borderline-Persönlichkeitsstörungen, usw.) als Krankheit wahrzunehmen, sondern den Betroffenen wird „Faulheit", fehlende Motivation usw. unterstellt. Hier hilft unseres Erachtens der Einbezug psychoedukativer Elemente (Berger / Gunia 2019; Gunia / Berger 2019 und Gunia / Quiroga Murcia 2017), um zu verdeutlichen, dass es sich nicht um ein „Nicht-Wollen", sondern um ein krankheitsbedingtes „Nicht-Können" handelt.

Der Tango Argentino selbst enthält viele Elemente von Achtsamkeit (Gunia / Quiroga Murcia 2017; Korman / Gunia im Druck). Tango Argentino beinhaltet ein achtsames Wahrnehmen des eigenen Körpers (Stellung des Körpers im Raum, Drehung, Geschwindigkeit der Bewegung, Drehung der Körperteile zueinander usw.), des Körpers des Gegenübers, ein achtsames Hören der Musik und ein achtsames Wahrnehmen des Raumes und der anderen Tanzpaare. Tango Argentino-Tanzen unterstützt u. a. durch die Konzentration auf das Laufen in Umarmung und durch ein gemeinsames Erleben darin, sich selbst und das Gegenüber achtsam wahrzunehmen. Dies geschieht u. a. durch Achtsamkeit auf die Wahrnehmung und den Ausdruck des eigenen und des anderen Körpers, durch Achtsamkeit auf die gemeinsame Bewegung und die gemeinsame Dynamik, durch Achtsamkeit auf die Geschwindigkeit und durch Achtsamkeit auf das Gefühl und die Kommunikation im Paar. Das hilft, sich auf den Augenblick zu konzentrieren und neue körperliche Erfahrungen zu machen (Trasselli et al. 2022). So ergibt sich die Gelegenheit, Lebensqualität, Lebensfreude und Achtsamkeit in der Beziehung zu erleben.

In unseren Workshops streuen wir psychoedukative Elemente über die Ursache, den Verlauf und die Behandlung von psychischen Erkrankungen ein (Gunia / Quiroga Murcia 2017). Durch die Kombination mit Tango sollen die psychoedukativen Inhalte einerseits besser gefestigt werden; andererseits können so – sonst vielleicht eher „trockene“ – Inhalte abwechslungsreicher angeboten werden.

Neben Informationen über das Störungsbild, um das es im jeweiligen Workshop geht (Psychoedukation), integrieren wir Kommunikationsstrategien. Wir empfehlen das Vermitteln von Gefühlen, das Validieren bzw. aktive Zuhören und das Ablehnen von Bitten (Gunia / Saurgnani 2023, Berger / Gunia 2019; Gunia / Berger 2019). Sowohl Betroffene als auch Angehörige können so lernen, eigene Gefühle zu erkennen und adäquat auszudrücken, eigene Grenzen wahrzunehmen und zu kommunizieren und die Welt aus der Sicht des Gegenübers zu sehen. Psychoedukation und Kommunikationsstrategien sollen Betroffenen und Angehörigen helfen, die Krankheit als Krankheit und nicht als „Faulheit“ wahrzunehmen. Gleichzeitig sollen Angehörige lernen, eigene Grenzen und Bedürfnisse als rechtmäßig zu erkennen, durchzusetzen und Betroffene weder zu über- noch zu unterfordern. Durch das Verbinden von Führen und Folgen im Tango mit dem Erkennen und Ausdrücken von Gefühlen, dem Validieren und dem Ablehnen von Bitten sollen die Kommunikationsstrategien auch sinnlich erfahrbar gemacht und damit besser verinnerlicht werden können.

9.2.1 Die Regeln des Tango Argentinos

In Buenos Aires gibt es in den angesagten Milongas (Tangotanzveranstaltungen) bestimmte Regeln, nach denen aufgefordert und getanzt wird. In Buenos Aires wird z. B. per Blickkontakt zum Tanzen aufgefordert. Die Auffordernden versuchen zu einer Person, mit der sie tanzen möchten, Blickkontakt herzustellen (Mirada). Möchte die andere Person nicht tanzen, reagiert sie nicht oder kramt in ihrer Handtasche. Möchte sie tanzen, erwidert sie den Blickkontakt. Mit einer leichten Kopfbewegung fordert der Auffordernde das Gegenüber dann auf (Cabeceo). Nimmt die eingeladene Tänzerin die Einladung an, bestätigt sie dies mit einem Lächeln und einem leichten Nicken. Der Auffordernde holt die Tänzerin dann von ihrem Platz ab und begleitet sie auf die Tanzfläche. Getanzt wird jeweils eine Tanda (vier oder fünf Musikstücke in der Regel des gleichen Orchesters). Nach jeder Tanda erfolgt eine Cortina (Musikstück eines anderes Musikgenres, das das Ende der Tanda anzeigt). Der Auffordernde begleitet die Tänzerin dann zu ihrem Platz zurück. Zwischen den Musikstücken einer Tanda bleiben die Paare auf der Tanzfläche und unterhalten sich. Mancher Leser mag diese Regeln vielleicht als antiquiert und nicht mehr zeitgemäß, vielleicht sogar als Klischee empfinden, trotzdem können wir durch die Einbeziehung der argentinischen Kultur und der Regeln des Tangos auf spielerische Art und Weise etwa beim Auffordern mit *Mirada* und *Cabeceo* vermitteln, Blickkontakt einzugehen und zu halten. Beim Plaudern vor dem Tanzen vermitteln wir Small Talk. Selbstverständlich können Herren auch Herren auffordern und Damen ebenso Herren oder Damen.

9.2.2 Geschichten und Metaphern aus Buenos Aires

Um Therapiesitzungen oder Workshops aufzulockern und um bestimmte Inhalte zu verdeutlichen, erzählen wir Geschichten und Anekdoten aus Buenos Aires. Zum Beispiel berichten wir gerne, dass in den traditionellen Milongas in Buenos Aires Tänzer:innen stets frisch geduscht und gut gekleidet zum Tanzen gehen. So kann gut auf sensible Themen wie etwa Körperpflege eingegangen werden, ohne Patient:innen zu beschämen. Etwa: „Eigentlich wäre es doch super, wenn wir uns wie die Portenos (Einwohner von Buenos Aires) verhalten würden und stets darauf achten würden, regelmäßig zu duschen und unsere Kleidung regelmäßig zu wechseln".

9.3 Datenlage

Durch empirische Studien wissen wir, dass Tanzen generell positive Wirkungen auf verschiedene emotionale und körperliche Beschwerden hat (Koh et al. 2018). Koch et al. (2007) und Pinniger et al. (2012) konnten positive Wirkungen auf Depressionen nachweisen; Hackney et al. (2007) fanden positive Effekte des Tanzens bei Patient:innen mit Parkinson; Mannheim und Weis (2005) und Axelerad et al. (2022) konnten positive Resultate bei Krebspatient:innen finden. Positive Effekte ließen sich auch bei Patient:innen mit Diabetes (Murrock et al. 2009), bei Patient:innen mit Herzerkrankungen (Belardinelli et al. 2008) sowie bei traumatisierten Patient:innen (Koch / Weidinger-von der Recke 2009) finden.

Pinniger et al. (2013) konnten zeigen, dass Tangotanzen die Symptome einer selbstberichteten Depression sowohl unmittelbar nach der Intervention als auch in einem Follow-up lindern konnte und dabei einer Meditationsgruppe und einer Zirkeltrainingsgruppe überlegen war.

In einer eigenen – nichtkontrollierten, nichtrandomisierten und explorativen – Studie (Gunia 2024) fanden wir Hinweise, dass Menschen, die sich selbst als depressiv diagnostizierten, ihre Stimmung innerhalb eines Workshoptages signifikant verbessern konnten.

Die Wirksamkeit von Achtsamkeit kann mittlerweile als belegt gelten (vgl. Heidenreich / Michalak 2004, Hofmann et al. 2010, Khoury et al. 2013) und wird erfolgreich in der Behandlung zahlreicher Störungen (z. B. bei Depressionen, Psychosen, Alkoholismus, Anorexien, Phobien, sexuellen Störungen – im Überblick Grawe et al. 1995 und Gunia / Saurgnani 2023, 17) eingesetzt. Auf der verhaltenstherapeutischen Seite hat sich das Training sozialer Kompetenzen als eine effiziente Strategie in der Behandlung zahlreicher Störungen wie z. B. Depressionen, Migräne, sexuellen Störungen usw. erwiesen (im Überblick Grawe et al. 1995 und Gunia / Saurgnani 2023). Psychoedukation wird z. B. in der S3 Leitlinie für die Behandlung von Psychosen (2019) empfohlen und ist auch Bestandteil verhaltenstherapeutischer Behandlung einer Vielzahl von psychischen Störungen (Berger / Gunia 2019; Gunia / Berger 2019, Pitschel-Walz et al. 2017, um nur einige zu nennen). Wir selbst haben Erfahrung in der Kombination von Tango Argentino, Achtsamkeit, Psychoedukation und Strategien aus dem Training sozialer Kompetenz in der Behandlung von Psychosen (Berger / Gunia 2019; Gunia / Berger 2019 und Gunia / Quiroga Murcia 2017) und für depressive Patient:innen und deren Angehörige im Rahmen des Darmstädter Bündnisses gegen Depression (Gunia / Quiroga Murcia 2016, Gunia 2024).

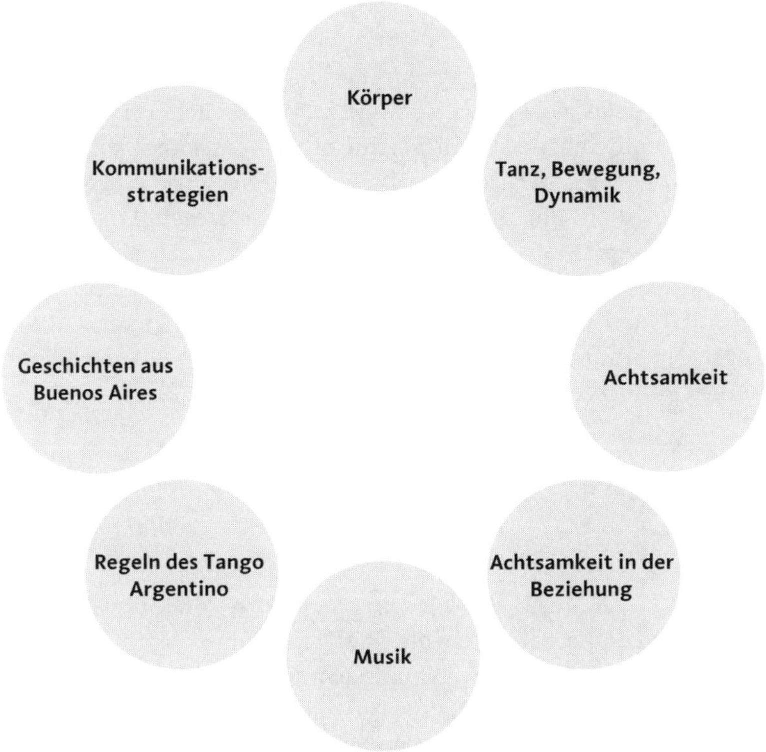

Abb. 9.1: Elemente, die wir in unseren Workshops miteinander verbinden

9.4 Praktische Übungen mit konkreten Anleitungen (und optionale Variationen)

Wir führen die Therapie in der Regel in eintägigen Gruppenworkshops für Betroffene zusammen mit ihren Angehörigen durch. Den genauen Ablauf dieser Workshops mit Variationsideen findet der interessierte Leser z. B. in Gunia / Quiroga Murcia (2016; 2017). Teilnehmer können gleich- oder gegengeschlechtliche Paare sein oder Einzelpersonen, die andere Personen in den Workshops kennenlernen. Die Workshops starten mit einer Kennenlernrunde, in der sich die Workshopteilnehmer:innen gegenseitig interviewen und sich anschließend in der Großrunde vorstellen. Dadurch soll das Eis gebrochen werden. Jede:r Teilnehmende lernt so schnell andere Teilnehmende kennen. In einer ersten Übung, die jede:r zunächst für sich selbst macht, hören sich die Teilnehmenden in den Tango ein. Wir legen dazu Tangos von Carlos Di

Sarli auf. Die Teilnehmenden werden gebeten, sich achtsam im Raum zu bewegen und auf die Musik zu hören. Von Anfang an werden die Teilnehmenden instruiert, entgegen des Uhrzeigersinns zu laufen, den Abstand zur vorderen und hinteren Person gleich zu halten, nicht zu überholen. Dadurch werden die Workshopteilnehmenden von Beginn an die Tangoregeln herangeführt. In unseren Workshops wechseln wir zwischen Bewegungs- und Körpereinheiten, Psychoedukation, Kommunikationsstrategien und dem Erzählen von Anekdoten aus Buenos Aires. Hier in diesem Kapitel lege ich den Schwerpunkt auf körper- und bewegungsorientierte Übungen. Interessierte Leser:innen finden Informationen über verschiedene psychische Erkrankungen, die Regeln des Tango Argentinos, die Kommunikationsstrategien und Anekdoten in Gunia/Quiroga Murcia (2017).

9.4.1 Übung: Laufen auf Musik

Instruktion:
„Ich lege jetzt gleich Musik auf. Ich zähle im Takt bis drei. Die Übung startet, wenn ich drei sage (alternativ kann die Übung mit dem Start der Musik oder mit einem Gong begonnen werden). 1-2-3. Gehen Sie jetzt bitte mit Ihrem linken Fuß los. Laufen Sie bitte entgegen dem Uhrzeigersinn durch den Raum. Achten Sie bitte darauf, dass Sie den Abstand zu den Personen, die vor und hinter Ihnen laufen, einhalten. Bleiben Sie bitte in der Reihe und achten Sie auf die Musik und auf Ihre Schritte. Versuchen Sie im Rhythmus der Musik zu laufen. Die Übung endet, wenn die Musik endet."

Die Therapeut:innen achten darauf, dass sich die Teilnehmenden auf das Laufen konzentrieren und keine ausladenden Tanzbewegungen machen. Machen die Teilnehmenden Tanzbewegungen, werden sie von den Workshopleiter:innen sanft daran erinnert, sich auf das Laufen und nur auf das Laufen zu konzentrieren. Nach zwei bis drei Tangostücken folgt eine Nachbesprechung. Die Workshopleiter:innen fragen nach ersten Erfahrungen der Teilnehmenden und nach eventuell aufgetretenen Schwierigkeiten. Bei Bedarf wird die Übung noch einmal wiederholt.

In einer zweiten Übung wird die Achtsamkeit auf die Schultern gelenkt.

9.4.2 Übung: Achtsamkeit auf die Schultern

Instruktion:
„Ich lege jetzt gleich Musik auf. Ich zähle im Takt bis drei. Die Übung startet, wenn ich drei sage (alternativ kann die Übung mit dem Start der Musik oder mit einem Gong begonnen werden). 1-2-3. Gehen Sie jetzt bitte mit Ihrem linken Fuß los. Achten Sie bitte darauf, dass Sie den Abstand zu den Personen, die vor und hinter Ihnen laufen, einhalten. Bleiben Sie bitte in der Reihe und achten Sie auf die Musik und auf Ihre Schultern. Versuchen Sie im Rhythmus der Musik zu laufen und versuchen Sie herauszufinden, ob sich die Schultern gleich oder gegengleich zu den Beinen bewegen. Die Übung endet, wenn die Musik endet."

In einer dritten Übung wird die Achtsamkeit auf das Abrollen der Füße gelenkt.

9.4.3 Übung: Achtsamkeit auf die Füße

Instruktion:
„Ich lege jetzt gleich Musik auf. Ich zähle im Takt bis drei. Die Übung startet, wenn ich drei sage (alternativ kann die Übung mit dem Start der Musik oder mit einem Gong begonnen werden). 1-2-3. Gehen Sie jetzt bitte mit Ihrem linken Fuß los. Laufen Sie bitte entgegen dem Uhrzeigersinn durch den Raum. Achten Sie bitte darauf, dass Sie den Abstand zu den Personen, die vor und hinter Ihnen laufen, einhalten. Bleiben Sie bitte in der Reihe und achten Sie auf die Musik und auf Ihre Füße. Versuchen Sie, im Rhythmus der Musik zu laufen, und achten Sie darauf, wie Sie Ihre Füße auf den Fersen aufsetzen und sie dann über die Fußballen abrollen. Die Übung endet, wenn die Musik endet."

Die eben beschriebenen Übungen werden mit den Teilnehmenden nachbesprochen. Die Therapeut:innen fragen darüber hinaus, welche Gedanken den Teilnehmenden im Verlauf der Übungen durch den Kopf gegangen sind. Die bisherigen Übungen dienen nicht nur der Einführung in achtsames Gehen, sondern führen schon in die Grundstruktur des Tangos ein. Bei Bedarf können weitere Achtsamkeitsübungen generiert werden.

Variationen können z. B. sein: Achtsamkeit auf die Stellung und die Bewegung des Kopfes, Achtsamkeit auf die Bewegung der Beine, Achtsamkeit auf die Bewegung des Beckens. Die Instruktionen werden dann entsprechend angepasst. Eingestreut in diese Übungen informieren wir über das Krankheitsbild, über das es in den jeweiligen Workshops geht. Wir gehen dabei auf Fragen und Bedürfnisse der Teilnehmenden ein. Relevante Informationen über unterschiedliche psychische Krankheitsbilder sind in Gunia / Quiroga Murcia (2017) zu finden.

Bei den Partnerübungen achten die Therapeut:innen darauf, dass die Teil nehmenden auf ihre Grenzen achten und nur so viel körperliche Nähe zulassen, wie es ihnen noch angenehm ist. Die Therapeut:innen zeigen vor der Übung, wie die Führenden die Folgenden auf den richtigen Fuß stellen. Sie machen das so, dass sie sich selbst z. B. auf ihren rechten Fuß stellen und die Folgenden dabei mitnehmen. Die Folgenden stehen dann automatisch auf ihrem (richtigen) linken Fuß. Die Folgenden können mit ihrem linken Fuß losgehen, ohne den Führenden auf die Füße zu treten. Ziel der Partnerübungen ist es, Sensibilität für die Partner:innen zu entwickeln, mit Körperkontakt zu experimentieren, Körperkontakt auszuhalten und sich achtsam so im Raum zu bewegen, dass niemand anstößt. Die Paarübungen führen gleichzeitig sowohl in den Grundschritt des Tangos als auch in Achtsamkeit in die Beziehung ein.

9.4.4 Übung: Laufen mit dem Partner

Instruktion:

„Stellen Sie sich jetzt bitte paarweise gegenüber und fassen sich gegenseitig an den Schultern an. Experimentieren Sie bitte vorsichtig mit der Nähe, die Sie zulassen können, und wählen Sie einen Abstand, der für Sie beide angenehm ist. Diejenigen, die vorwärts gehen, achten bitte darauf, dass Ihre Partnerinnen und Partner nirgends anstoßen. Bitte nicht überholen. Falls es vor Ihnen einen Stau gibt, machen Sie bitte kleinere Schritte. Ich lege jetzt gleich Musik auf. Ich zähle im Takt bis drei. Die Übung startet, wenn ich drei sage (alternativ kann die Übung mit dem Start der Musik oder mit einem Gong begonnen werden). 1-2-3. Gehen Sie – die Führenden – jetzt bitte mit Ihrem linken Fuß los. Führende, laufen Sie bitte entgegen dem Uhrzeigersinn durch den Raum. Achten Sie bitte darauf, dass Sie den Abstand zu den Paaren, die vor und hinter Ihnen gehen, einhalten. Bleiben Sie bitte in der Reihe und achten Sie auf die Musik und auf Ihre Füße. Versuchen Sie, gemeinsam im Rhythmus der Musik zu laufen Die Übung endet, wenn die Musik endet."

Nach einem Tangomusikstück werden die Teilnehmenden gebeten, sich auszutauschen und die Übung mit wechselnden Rollen zu wiederholen: D. h. dass die, die in der vorherigen Übung rückwärtsgelaufen sind, jetzt vorwärtslaufen und führen, und die, die in der vorherigen Übung vorwärtsgelaufen sind, jetzt rückwärtslaufen. Variation dieser Übung ist, dass die Teilnehmer diese Übung mit anderen Teilnehmern wiederholen.

9.4.5 Übung: Laufen mit Partner:in mit Achtsamkeit in der Beziehung

Instruktion:
„Stellen Sie sich jetzt bitte paarweise gegenüber und fassen sich gegenseitig an den Schultern an. Experimentieren Sie bitte vorsichtig mit der Nähe, die Sie zulassen können und wählen Sie einen Abstand, der für Sie beide angenehm ist. Diejenigen, die vorwärts gehen, achten bitte darauf, dass Ihre Partner nirgends anstoßen. Bitte nicht überholen. Falls es vor Ihnen einen Stau gibt, machen Sie bitte kleinere Schritte. Ich werde Sie – die Führenden – im Verlauf der Übung bitten, die Achtsamkeit entweder auf sich selbst, auf das Gegenüber oder auf die Beziehung zu richten. Ich lege jetzt gleich Musik auf. Ich zähle im Takt bis drei. Die Übung startet, wenn ich drei sage (alternativ kann die Übung mit dem Start der Musik oder mit einem Gong begonnen werden). 1-2-3. Gehen Sie – die Führenden – jetzt bitte mit Ihrem linken Fuß los. Führende, laufen Sie bitte entgegen dem Uhrzeigersinn durch den Raum. Achten Sie bitte darauf, dass Sie den Abstand zu den Paaren, die vor und hinter Ihnen gehen, einhalten. Bleiben Sie bitte in der Reihe und achten Sie auf die Musik und auf Ihre Füße. Versuchen Sie gemeinsam im Rhythmus der Musik zu laufen. Die Übung endet, wenn die Musik endet.“ Nach jeweils ca. 2–3 Minuten leiten Sie die Aufmerksamkeit auf sich selbst, das Gegenüber und die Beziehung.

Nach dieser Übung werden die Teilnehmenden gebeten, zu berichten, was sie erlebt haben und insbesondere auch, ob die Folgenden den Wechsel der Achtsamkeit der Führenden bemerkt haben. Interessant ist, dass man von außen sehen kann, wo die Führenden mit ihrer Achtsamkeit sind – bei sich, bei den Folgenden oder im Paar. Nach dem Austausch wiederholen die Teilnehmenden die Übung und wechseln dabei die Rollen.

Variation dieser Übung ist, dass die Paare diese Übung mit anderen Teilnehmenden wiederholen.

9.4.6 Ein erster Tangoschritt

Die zu lernenden Tangoschritte werden zunächst von den Therapeut:innen langsam vorgemacht. Dann werden die Teilnehmenden gebeten, die Übungshaltung (die Partner:innen stehen sich gegenüber und fassen sich gegenseitig an den Schultern an) einzunehmen. Die Führenden, also die, die vorwärtsgehen, werden instruiert, sehr genau aufzupassen, dass die, die rückwärtsgehen, nirgends anstoßen. Die führende Person stellt ihren linken Fuß nach vorne, belastet den linken Fuß kurz und stellt ihn dann wieder in die Ausgangsposition zurück. Dann wechselt die führende Person das Gewicht auf den linken Fuß, setzt den rechten Fuß nach vorne links neben den linken Fuß der folgenden und setzt jetzt ihren linken Fuß links vor ihren rechten Fuß, belastet den linken Fuß kurz und stellt ihn dann wieder in die Ausgangsposition neben ihren rechten Fuß zurück. Von hier an kann die Schrittkombination wiederholt werden. Die führende Person führt die folgende so, dass sie die gleichen Bewegungen spiegelbildlich und in gleicher Geschwindigkeit mitmacht. Die Teilnehmenden üben diesen Schritt zunächst ohne Musik, dann im Takt. Wenn die Bewegungsabläufe klar und automatisiert sind, kann der Schritt „linker Fuß nach vorne, kurz belasten und wieder zurück in die Ausgangsposition" in doppelter Geschwindigkeit ausgeführt werden.

Die Trainer:innen achten auf die Körperhaltung der Teilnehmenden, achten darauf, dass diese eine aufrechte Haltung einnehmen, in ihrer Achse laufen. Falls die Teilnehmenden einverstanden sind, korrigieren die Therapeut:innen die Haltung und den Bewegungsablauf. Die Teilnehmenden experimentieren mit Nähe und Distanz, entscheiden selbst, wie nahe sie ihre Tanzpartner:innen an sich heranlassen möchten. Machen die Teilnehmenden zu ausladende Tanzbewegungen, sind sie nicht in ihrer Achse oder achten nicht auf den Abstand, den die Partner:in haben möchte, korrigieren die Trainer:innen sanft. Anschließend fragen sie nach Erfahrungen der Teilnehmenden und nach eventuell aufgetretenen Schwierigkeiten. Bei Bedarf wird die Übung noch einmal wiederholt.

Als Variante kann der linke Fuß statt nach vorne zur Seite gestellt, belastet und wieder in die Ausgangslage zurückgestellt werden. Eine fortgeschrittene Variante ist, sich beim Ausführen dieser Schrittkombination nach links oder rechts zu drehen. Dadurch ergibt sich schon ein schöner erster Tango.

9.4.7 Übung: Auffordern per Blickkontakt

Gegen Ende eines Workshops werden die Teilnehmenden gebeten, sich in zwei Stuhlreihen und – falls es die Größe des Raumes zulässt – mit einem Abstand von mindesten zehn Metern auf Stühle zu setzen. Die Teilnehmenden, die auf der einen Stuhlreihe sitzen, werden gebeten, diejenigen, die auf der gegenüberliegenden Stuhlreihe sitzen, mit Blickkontakt (Mirada und Cabeceo) aufzufordern.

Instruktion:

„Holen Sie bitte Stühle und stellen diese in zwei Reihen in einem Abstand von zehn Metern auf. Bilden Sie zwei Reihen. Nehmen Sie bitte auf den Stühlen Platz. Beim nächsten Musikstück hören Sie bitte zunächst auf die Musik und fordern dann eine Dame (oder einen Herren) auf der anderen Seite per Blickkontakt auf. Wenn Ihr Gegenüber die Einladung annimmt und Ihnen das mit einem Nicken zeigt, holen Sie Ihr Gegenüber bitte von ihrem Platz ab, begleiten es auf die Tanzfläche und nehmen, bevor Sie die ersten Schritte gehen, achtsam Körperkontakt auf und beginnen dann zu tanzen. Nach dem Ende des Musikstückes bringen Sie Ihr Gegenüber auf seinen Platz zurück.“

Durch diese Übung sollen die Teilnehmenden lernen, mit Blickkontakt zu experimentieren, achtsam Körperkontakt mit einer anderen Person herzustellen und auf Nähe und Distanz zu achten.

Nach ein oder zwei Runden werden die Teilnehmenden gebeten, zwei Musikstücke hintereinander zu tanzen und zwischen den Stücken ein kurzes Gespräch (Small Talk) miteinander zuführen. Um Small Talk zu üben, führen wir die nachfolgende Übung ein.

9.4.8 Übung: Small Talk

Diese Übung kann man sowohl in Kleingruppen als auch in der Großgruppe machen.

Instruktion:
„Ich sage Ihnen jetzt drei Wörter. Versuchen Sie bitte, diese drei Wörter zu einem kurzen Vortrag zu verbinden.“

Durch diese Übung lernen die Teilnehmenden spontanen Smalltalk, den sie in der Übung dann verwenden können.

9.5 Dos & Don’ts

Uns ist wichtig, die Workshops in einer entspannten und ruhigen Umgebung durchzuführen. Die Instruktionen sollen ruhig und humorvoll gegeben werden. Wir achten darauf, mit achtsamen Schritten zu beginnen, damit sich die Teilnehmenden ruhig und ohne Druck in die Musik einhören können. Die Teilnehmenden müssen sich sicher und nicht gedrängt fühlen. Sie haben die Möglichkeit, für sich einen angenehmen Abstand zu ihrem Gegenüber zu finden. Als Fehler erachten wir, Betroffene oder Angehörige zur Teilnahme zu überreden. Die Teilnahme muss immer freiwillig sein. Weiterhin sollte aus unserer Sicht eine zu schnelle Fokussierung auf die zu erlernenden Tanzschritte vermieden werden.

Dadurch kann es zu einer Überforderung der Teilnehmenden kommen, die die Reaktanz erhöhen und den Genussfaktor reduzieren kann. Deshalb legen wir großen Wert darauf, langsam und spielerisch zu beginnen und den Fokus auf achtsames Bewegen zu legen. Die Rückmeldungen sollten sparsam gegeben werden und dem verhaltenstherapeutischen Prinzip des Shapings folgen. Shaping bedeutet, dass die Tanzpaare langsam an die zu lernenden Schritte herangeführt werden und zunächst Teilschritte oder Annäherungen an die Schrittkombination lernen. Das schrittweise Annähern an die zu lernenden Schritte wird von den Trainer:innen sukzessiv positiv rückgemeldet. Langsam bilden sich die Schritte dann in ihrer endgültigen Form heraus. Dadurch werden negative Erfahrungen vermieden und positive Erfahrungen häufiger. Die Trainer:innen drängen die Teilnehmer:innen nie zu nahem Körperkontakt. Körperkontakt darf nie erzwungen sein, sondern muss immer freiwillig erfolgen. Die Teilnehmer:innen lernen spielerisch, mit Körperkontakt zu experimentieren.

Manchmal versuchen Teilnehmende, die Trainer:innen in eine Schiedsrichterrolle zu bringen, die etwa entscheiden soll, wer im Paar welchen Fehler gemacht hat. Trainer sind nach unserem Konzept nie Schiedsrichter, sondern nehmen eine neutrale vermittelnde Rolle ein, versuchen, Verständnis sowohl für die Betroffenen als auch für die Angehörigen zu zeigen und zu vermitteln.

9.6 Mögliche Problemlagen in den Workshops

Ein Problem ist, Männer zur Teilnahme an den Workshops zu bewegen. Üblicherweise gibt es einen Frauenüberschuss. Das Problem lässt sich dadurch lösen, dass sich Teilnehmerinnen auch ohne Herren anmelden können und Frauen dann mit Frauen tanzen.

Nicht selten gibt es bei Paaren gerade zu Beginn des Lernens Konflikte, die es dann in einem solchen Seminar auszubalancieren gilt. Wir haben gute Erfahrungen damit gemacht, wenn wir als Therapeutenpaar mit den Partner:innen tanzen und nett, höflich und konstruktiv korrigieren. Es hat sich oft als hilfreich erwiesen, zu erwähnen, dass die Führenden die Folgenden „immer gut aussehen lassen“ und Fehler auf sich nehmen.

9.7 Indikationen und Kontraindikationen

Eine Indikation für die Kombination aus Tango und Verhaltenstherapie ergibt sich immer dann, wenn Teilnehmende Lust an Bewegung und Tanz haben, bzw. bereit sind, mit Körper, Körperkontakt, Nähe und Distanz sowie Bewegung zu experimentieren. Aus der oben geschilderten Datenlage wird ersichtlich, dass insbesondere Parkinson-Patient:innen von Tango Argentino profitieren. In eigenen Workshops haben wir die Erfahrung gemacht, dass auch Teilnehmende, die normalerweise Probleme mit Körperkontakt haben, sich auf Tango einlassen können, da sie den Körperkontakt als Tanz interpretieren, was für sie weniger bedrohlich ist. Generell halten wir unseren Ansatz auch für Menschen indiziert, die, aus welchen Gründen auch immer, Probleme mit Körperkontakt haben und dies spielerisch verändern möchten.

Vorsichtig sollten wir bei traumatisierten Menschen sein. Traumatisierte Menschen haben nicht selten nicht nur Angst vor anderen Körpern, sondern wollen, da sie sich selbst manchmal eklig finden, sich anderen nicht zumuten. Tango bietet hier einerseits eine Chance, anderseits müssen wir sehr behutsam damit umgehen, auf keinen Fall Druck ausüben und manchmal mehr Hilfen anbieten. Eine Hilfe kann sein, den Teilnehmenden anfangs zu erlauben, sich nicht direkt, sondern z. B. mit einem Stock zu berühren und dieses Hilfsmittel mit der Zeit auszuschleichen. Wir haben selbst keine Erfahrungen in der Anwendung unseres Ansatzes in der Arbeit mit Störungen aus dem Autismus Spektrum und in der Arbeit mit dementen Patient:innen. In der Literatur wird die Befundlage für die Arbeit mit Tanz- und Bewegungstherapie mit diesen Patient:innengruppen nicht einheitlich beschrieben (Koch et al. 2012).

9.8 Diskussion und Ausblick

Die Ergebnisse der Evaluationen von Pinniger et al. (2012; 2013) und auch die Ergebnisse unserer eigenen explorativen Studie (Gunia 2024) sind mit einiger Vorsicht zu interpretieren. Sowohl in der Studie von Pinniger als auch in unserer eigenen Studie beruht die Diagnose auf eigenen Angaben der Patient:innen (eine valide externe Diagnose fehlt). In unserer explorativen Studie fehlen Randomisierung und eine Kontrollgruppe. Trotzdem sehen wir die Ergebnisse der Studie von Pinniger et al. (2012; 2013) im Ansatz bestätigt. Darüber hinaus gibt es starke Hinweise darauf, dass sich durch die Integration von Tango Argentino die Verhaltenstherapie nicht nur spielerischer gestalten lässt, sondern auch Interventionen aus dem sozialen Kompetenztraining mit mehr Leichtigkeit in den therapeutischen Prozess eingebunden werden können. Auch aus persönlichen Rückmeldungen der Teilnehmenden konnten wir entnehmen, dass durch diese Kombination aus Tango Argentino und Verhaltenstherapie der „Spaßfaktor" hoch war. Von Rückmeldungen der Teilnehmenden wissen wir weiterhin, dass einige die im Workshop vermittelten Strategien tatsächlich weiter angewandt haben. Einige Teilnehmende haben nach dem Workshop Tangounterricht genommen und so ein neues Hobby gefunden. Für uns sind diese Workshops ein gutes Beispiel dafür, wie man einerseits verhaltenstherapeutische Fertigkeiten so vermitteln kann, dass sie Spaß machen, und andererseits kulturelle Fertigkeiten nutzen kann, um Selbstwert, Vergnügen und soziale Kompetenz aufzubauen.

9.9 Literatur

Axelerad, A., Stroe, A. Z., Muja, L. F., Axelerad, S., Chita, D. S., Frecus, C. E., Mihai, C. M. (2022): Benefits of Tango Therapy in Alleviating the Motor and Non-Motor Symptoms of Parkinson's Disease Patients – A Narrative Review. Brain Sciences 12 (4), 448, https://doi.org/10.3390/brainsci12040448

Belardinelli, R., Lacalaprice, F., Ventrella, C., Volpe, L., Faccenda, E. (2008): Waltz Dancing in Patients with Chronic Heart Failure: New Form of Exercise Training. Circulation: Heart Failure 1 (2), 107–114, http://dx.doi.org/10.1161/circheartfailure.108.765727

Berger, H., Gunia, H. (2019): Psychoedukative Familienintervention (PEFI). Behandlungsmanual bei psychotischen Störungen. Schattauer, Stuttgart

DGPPN e. V. (2019) (Hrsg.): S3-Leitlinie Schizophrenie. Kurzfassung, 2019, Version 1.0, https://www.awmf.org/leitlinien/detail/ll/038-009.html 04.05.2025

Grawe, K., Donati, R., Bernauer, F. (1995): Psychotherapie im Wandel. Von der der Konfession zur Profession. 4. Aufl. Hogrefe, Göttingen

Gunia, H. (2024): Die Kombination von Tango Argentino und Verhaltenstherapie in der Behandlung von Depressionen. körper – tanz – bewegung 12 (2), 59–66

Gunia, H., Berger, H. (2019): Intervención Familar Psicoeducativa (IFP). Editorial Akadia, Buenos Aires

Gunia, H., Quiroga Murcia, C. (2016): Tango Argentino in der Verhaltenstherapie. Eine mögliche Integration am Beispiel eines Workshops. körper – tanz – bewegung 4 (3), 144–151, https://doi.org/10.2378/ktb2016.art18d

Gunia, H., Quiroga Murcia, C. (2017): Tango in der Psychotherapie. Ernst Reinhardt, München

Gunia, H., Saurgnani, S. (2023): Training sozialer Kompetenzen in der Gruppe. Hogrefe, Göttingen, https://doi.org/10.1026/03007-000

Hackney, M. E., Kantorovich, S., Earhart, G. (2007): A Study on the Effects of Argentine Tango as a Form of Partnered Dance for Those with Parkinson Disease and the Healthy Elderly. American Journal of Dance Therapy 29, 109–127, http://dx.doi.org/10.1007/s10465-007-9039-2

Heidenreich, T., Michalak, J. (2004): Achtsamkeit und Akzeptanz in der Psychotherapie. dgvt-Verlag, Tübingen

Hofmann, S. G., Sawyer, A. T., Witt, A. A., Oh, D. (2010): The Effect of Mindfulness-Based Therapy on Anxiety and Depression: A Meta-Analytic Review. Journal of Consulting and Clinical Psychology 78 (2), 169–183. doi: 10.1037/a0018555

Khoury, B., Lecomte, T., Gaudiana, B. A., Paquin, K. (2013): Mindfulness Interventions for Psychosis: A Meta-Analysis. Schizophrenia Research 150, 176–184. http://dx.doi.org/10.1016/j.schres.2013.07.055

Keegan, E., Gunia, H. (Hrsg.) (im Druck): Herausforderungen in der modernen kognitiven Verhaltenstherapie. Prävention, Online Therapie und transdiagnostische Interventionen. Hogrefe, Göttingen

Koch, S. C. (2011). Embodiment. Der Einfluss von Eigenbewegung auf Affekt, Einstellung und Kognition. Experimentelle Grundlagen und klinische Anwendungen. Logos, Berlin

Koch, S.C., Kolter, A., Kunz, T. (2012) Indikationen und Kontraindikationen in der Tanz- und Bewegungstherapie. Eine induktive Bestandsaufnahme. Musik-, Tanz- und Kunsttherapie 23 (2), 87 – 105, https://doi.org/10.1026/0933-6885/a000094

Koch, S. C., Morlinghaus, K., Fuchs, T. (2007): The Joy Dance: Specific Effects of a Single Dance Intervention on Psychiatric Patients with Depression. The Arts in Psychotherapy 34, 340 – 349, http://dx.doi.org/10.1016/j.aip.2007.07.001

Koch, S. C., Weidinger-von der Recke, B. (2009): Traumatised Refugees: An Integrated Dance and Verbal Therapy Approach. The Arts in Psychotherapy 36, 289 – 296, http://dx.doi.org/10.1016/j.aip.2009.07.002

Koh, Y., Kim, Noh, I. C., Noh, G. (2018): Tango Therapy. Current Status and the Next Perspective. Journal Clinical Review & Case Reports 3 (8), 1 – 5, http://dx.doi.org/10.33140/JCRC/03/08/00005

Korman, G., Gunia, H. (im Druck): Achtsamkeit und Tango Argentino als transdiagnostische Interventionsstrategien. In: Keegan, E., Gunia, H. (Hrsg.): Herausforderungen in der modernen kognitiven Verhaltenstherapie. Prävention, Online-Therapie und transdiagnostische Interventionen. Hogrefe, Göttingen

Mannheim, E. G., Weis, J. (2005): Tanztherapie mit Krebspatienten. Musik-, Tanz- und Kunsttherapie 16, 121 – 128, http://dx.doi.org/10.1026/0933-6885.16.3.121

Murrock, C. J., Higgins, P. A., Killion, C. (2009): Dance and Peer Support to Improve Diabetes Outcomes in African American Women. The Diabetes Educator 35, 995 – 1003, http://dx.doi.org/10.1177/0145721709343322

Pinniger, R., Brown, R. F., Thorsteinsson, E. B., McKinley, P. (2012): Argentine Tango Dance Compared to Mindfulness Meditation and a Waiting List Control: A Randomized Trial for Treating Depression. Complementary Therapies in Medicine 20 (6), 377 – 384, http://dx.doi.org/10.1016/j.ctim.2012.07.003

Pinniger, R., Thorsteinsson, E. B., Brown, R. F., McKinley, P. (2013): Tango Dance Can Reduce Distress and Insomnia in People with Self-Referred Affective Symptoms. American Journal of Dance Therapy 35, 60 – 77, https://doi.org/10.1007/s10465-012-9141-y

Pitschel-Walz, G., Bäuml, J., Kissling, W. (2017): Psychoedukation bei Depressionen. 2. Aufl. Urban & Fischer, München

Trasselli, C., von Auer, A. K., Gunia, H. (2022): DBT-Familienskills. Ein Praxisleitfaden. Hogrefe, Göttingen, https://doi.org/10.1026/03181-000

WDR Stichtag (16.05.2007): 16. Mai 1907: Der Tango kommt nach Europa. https://www1.wdr.de/stichtag/stichtag2798.html. 12.04.2024

10 Der Körper und Sexualität

von Hans Gunia

10.1 Einleitung

Das Thema Sexualität beschäftigt uns in der einen oder anderen Form zeitlebens und ist natürlich mit Körper verbunden. Deshalb finde ich, dass dieses Thema in einem Buch über den Körper in der Verhaltenstherapie nicht fehlen darf. Gleichzeitig würde es den Rahmen dieses Buches sprengen, über alle Aspekte der Sexualität wie Erektionsstörungen, Vaginismus, vorzeitiger Samenerguss, sexuelle Phantasien, sexuelle Deviationen und Paraphilien berichten zu wollen. Interessierte Leser:innen finden hierzu Informationen und Behandlungsstrategien bei Fiedler (2018) Fliegel (2022), Fliegel/Veith (2010), Gromus (2002), Kockott/Fahrner (2000), Velten (2018).

In unserer täglichen psychotherapeutischen oder beratenden Arbeit begegnet uns Sexualität in vielerlei Hinsicht. Nicht immer sind es sexuelle Funktionsstörungen im engeren Sinn. Manchmal sind es Nebenwirkungen von Neuroleptika oder Antidepressiva etwa in der Behandlung von Depressionen oder Psychosen, manchmal sind es diese Krankheiten selbst, die das sexuelle Erleben beeinträchtigen. Manchmal sind es die Partner:innen dieser Patient:innen, die sich vernachlässigt oder nicht mehr geliebt fühlen. Manchmal wird die Vagina oder der Penis auch „bestraft", wie im Falle traumatisierter Patient:innen, die sich im Intimbereich verletzen, um sich für ihre Sexualität, ihre Sexualorgane oder ihre unerwünschten Gedanken oder Gefühle und Impulse zu bestrafen, oder im Falle eines manischen Patienten, der, in einer manischen Phase, einige Tausend Euro in einem Bordell ausgab und sich deshalb als Strafe seinen Penis abschneiden wollte. In anderen Fällen führen Mythen, wie: „Sex ist gleich Geschlechtsverkehr" (Zilbergeld 2000, 34), „Für Sex ist eine Erektion erforderlich" (Zilbergeld 2000, 35), „ein Mann ist immer bereit und willig" (Zilbergeld 2000, 32), „um nicht verlassen zu werden, muss ich ihm immer Sex bieten", „es ist meine Aufgabe, meinen Partner zu befriedigen" zu Funktionseinbußen und zu Einbußen der sexuellen Lust.

10.2 Theorie

Wir möchten Betroffenen, deren Lust durch eine Erkrankung oder eine medikamentöse Behandlung eingeschränkt ist, Möglichkeiten aufzeigen, eine befriedigende Sexualität zu erleben, auch ohne Erektion oder ohne einen Orgasmus zu haben. Wir haben deshalb zwei Übungen aus Zilbergeld (2000) übernommen, um zu zeigen, dass für befriedigenden Sex nicht immer Geschlechtsverkehr oder eine Erektion notwendig ist und dass ein Mann oder eine Frau auch nicht immer bereit sein muss. Die Übung „Schmusen ohne Koitus“ hat sehr große Ähnlichkeit mit der Übung Sensate Focus, die von Masters und Johnson (1973) entwickelt wurde.

Sensate Focus
Beim Sensate Focus wird den Paaren anfangs ein Koitusverbot auferlegt und sie werden angehalten, zwischen den Sitzungen als Hausaufgaben gegenseitige Streichelübungen durchzuführen. Die Streichelübungen steigern sich von Sitzung zu Sitzung in der Schwierigkeit. Der Fokus liegt auf dem bewussten Erleben von Körperempfindungen und auf dem gegenseitigen verbalen und nonverbalen Austausch darüber, ob die Berührungen angenehm oder unangenehm sind, was der:die Partner:in ändern könnte, damit es angenehmer wird. Die primären Geschlechtsteile werden zunächst beim gegenseitigen Berühren ausgelassen, dann aber schrittweise wieder zugelassen, bis zum Schluss Petting und Koitus möglich sind. Das Koitusverbot soll bewirken, dass sich das Verhältnis der Partner:innen entspannt und sich der Erwartungsdruck reduziert.
Gromus (2002) beschreibt sieben Stufen des Sensate Focus angefangen vom aktiven Streicheln unter Auslassung der Genitalien bis zur schrittweisen Steigerung zur Stufe 7 Koitus in mehreren Stellungen.

Wir haben diese Übungen leicht verändert, da diese Übungen nicht nur für Männer, sondern auch für Frauen geeignet sind. Das ist eigentlich in der gesamten Literatur zu sexuellen Störungen einheitlich Konsens.

Da es für viele Paare immer noch schwierig ist, in der Partnerschaft offen über Sexualität zu reden, sollten wir Therapeut:innen uns angewöhnen, Sexualität offen anzusprechen, nicht nur wenn wir vermuten, dass Sexualität durch eine Erkrankung oder eine medikamentöse Behandlung eingeschränkt sein könnte. Wir informieren über die Einschränkung der sexuellen Genussfähigkeit insbesondere bei Depressionen oder bei Psychosen, aber auch bei anderen körperlichen Erkrankungen (Diabetes mellitus, Hypertonie, MS, Erkrankungen des zentralen- und peripheren Nervensystems u. a., vgl. Kockott/Fahrner 2000). Wir erleben, dass unsere Patient:innen dadurch sowohl selbst als auch die Partner:innen entlastet sind, da sie erkennen, dass die mangelnde Appetenz des Partners oder der Partnerin nicht darin liegt, dass sie selbst nicht mehr attraktiv sind, sondern durch die Erkrankung und/oder die Behandlung bedingt ist.

Die später beschriebene Übung „Schmusen ohne Koitus“ ist deshalb im Kontext dieses Buches interessant, da der oder die Körper in mehrerer Hinsicht beteiligt sind. Erstens spüren die Übenden sich und ihren eigenen Körper selbst, zweitens spüren sie den Körper der anderen Person und die Auswirkungen ihres eigenen Handelns auf den anderen Körper, drittens spüren sie die Auswirkungen des Handelns der anderen Person auf den eigenen Körper.

Die von uns vorgeschlagenen Übungen sollten Teil eines Behandlungspaketes sein. So sollte Psychoedukation über Sexualität immer Teil der Behandlung von sexuellen Problemen sein. Genauso halten wir im Falle, dass Einschränkungen der sexuellen Lust Nebenwirkung einer Erkrankung oder deren Behandlung sind, Psychoedukation über diese Erkrankungen für unerlässlich. Geht es um die Behandlung von Psychosen, haben Berger und Gunia (2019) dafür ein eigenes Behandlungsmanual entwickelt, das sich auch für andere Erkrankungen aus dem psychotischen Formenkreis adaptieren lässt. Dann sollte unseres Erachtens immer auf dysfunktionale Einstellungen oder Überzeugungen, Grundannahmen und damit einhergehende automatische Gedanken wie z. B. „ich muss immer bereit sein“, „Sex muss immer zum Orgasmus führen“, „Wir müssen gleichzeitig einen Orgasmus haben“, „hoffentlich wird sie nicht schwanger“ usw. geachtet werden. Diese können entweder durch eine kognitive Verhaltenstherapie (vgl. Hautzinger 2021) oder eine metakognitive Therapie (Wells 2011) mitbehandelt werden. Manchmal fällt es den Betroffenen schwer, Bedürfnisse zu äußern oder Grenzen zu setzen. Dann halten wir es für sinnvoll, den Betroffenen Übungen aus einem Training sozialer Kompetenz anzubieten (Gunia/Saurgnani 2023). Auch Achtsamkeit in der Beziehung (Trasselli et al. 2022, Gunia/Quiroga Murcia 2017 oder Gunia/Saurgnani 2023) kann eine wichtige Ergänzung sein.

10.3 Datenlage

In einem Literaturüberblick von Avery-Clark et al. (2019) wird Sensate Focus als in medizinischen Fachzeitschriften zunehmend häufig zitierte Methode genannt, die sich in der Behandlung unterschiedlicher sexueller Probleme als effizient erwiesen hat. Daten zu dem von uns vorgeschlagenen Vorgehen liegen uns nicht vor. Aus Berichten von eigenen Patient:innen wissen wir aber, dass „Schmusen ohne Koitus" zu einer deutlichen Entspannung der Partnerschaft und zu einer Steigerung der Genussfähigkeit beiträgt. Huang et al. (2024) konnten zeigen, dass Sensate Focus sogar in einer Online-Version effektiv ist.

10.4 Praktische Übungen mit konkreten Anleitungen

10.4.1 Kognitive und metakognitive Strategien

Kognitive und metakognitive Strategien, die auch im Kontext dieses Kapitels angewendet werden können, sind sehr schön im Kap. 7 von Maria Guadalupe Rosales über den Körper und Schmerz in diesem Buch dargestellt. Wir verzichten deshalb auf eine Darstellung hier.

10.4.2 Training sozialer Kompetenz

In diesem Zusammenhang finden wir es wichtig, dass die Betroffenen lernen, eigene Bedürfnisse und Gefühle zu erkennen und auszudrücken. Haben sie z. B. Lust auf Intimität oder nicht? Können sie diese Bedürfnisse auf adäquate Art und Weise ausdrücken? Stimmen Inhalt, Gefühlsausdruck, Gestik und Mimik überein? Soziale Kompetenz lässt sich am besten in Rollenspielen in der Therapiestunde trainieren.

10.4.3 Achtsamkeit in der Beziehung

Nach diesem Konzept, das ursprünglich von Fruzzetti (Trasselli et al. 2022) entwickelt wurde, lernen Paare, sich als Paar wahrzunehmen, Verbundenheit zu spüren, wahrzunehmen, wie es dem Partner oder der Partnerin gerade geht und welches die langfristigen Beziehungsziele sind. Eine mögliche Übung aus diesem Bereich:

Instruktion:

„Schließen Sie bitte die Augen und stellen sich Ihren Partner [Ihre Partnerin] so bildhaft wie möglich vor. Stellen Sie sich vor, was genau Sie an Ihrem Partner [Ihrer Partnerin] mögen. Das können die Haare sein, die Stimme, die Art wie er [oder sie] Sie anschaut ... Stellen Sie sich jetzt vor, was Ihre langfristigen Beziehungsziele sind, dass Sie z. B. in zehn Jahren immer noch mit dieser Person verheiratet sein möchten. Versuchen Sie jetzt, sich mit Ihrem Partner [Ihrer Partnerin] mental zu verbinden. Nehmen Sie sich als Paar wahr. Genießen Sie diese Verbindung noch einen Moment, bevor wir die Übung beenden."

10.4.4 Übung: Schmusen ohne Koitus

Instruktion:
„Geben Sie Ihrem Partner oder Ihrer Partner zu verstehen, dass Sie ihm oder ihr gerne nahe sein möchten und dass Sie keinen Sex möchten. Machen Sie es sich bequem. Sie können sich ausziehen oder auch bekleidet bleiben. Sie können sich dazu ins Bett legen, auf ein Sofa oder auf den Teppichboden. Vielleicht gehen Sie auch in die freie Natur an einen Ort, an dem Sie unbeobachtet sind. Sie können sich in den Armen halten. Sie können sich still verhalten, die Intensität Ihrer Umarmung verändern oder sich leicht oder auch stärker streicheln. Sie können abwechselnd eine aktive oder passive Rolle einnehmen oder sich gleichzeitig gegenseitig streicheln. Bitte lassen Sie weibliche Brust, Penis und Vagina aus. Seien Sie kreativ und phantasievoll. Sie können sich mit den Köpfen oder den Füßen oder mit den Haaren streicheln oder sich damit gegenseitig massieren und sich gegenseitig leicht oder auch stärker massieren. Sie können sich leicht kratzen. Sie können achtsam nebeneinander liegen und sich als Paar wahrnehmen. Seien Sie manchmal passiv und lassen alles mit sich geschehen und genießen die Nähe, die Berührung und den Körper des Partners oder der Partnerin. Seien Sie offen für neue Erfahrungen. Sollten Sie sexuell erregt werden, so ist das in Ordnung, lassen Sie es aber nicht zum Orgasmus oder zur Penetration kommen, sondern genießen Sie das An- und Abschwellen der Erregung. Versuchen Sie die Erregung als Welle wahrzunehmen. Lassen Sie sich Zeit. Sollten Sie einschlafen, kein Problem. Sie können die Übung täglich praktizieren und die Zeit, wenn Sie möchten, allmählich steigern."

Diese Übung kann sowohl als Stufe 1 des Sensate Focus benutzt werden, als auch zur Heranführung an eine Haltung, dass auch Sex ohne Koitus erfüllend sein kann.

10.4.5 Übung: Ihr Penis/Ihre Vagina schreibt Ihnen einen Brief

Instruktion:
„Ihr Penis bzw. Ihre Vagina schreibt Ihnen einen Brief. Fühlen Sie sich in Ihren Penis bzw. Ihre Vagina ein. Wie fühlt er sich an, wie fühlt sie sich an. Gibt es angenehme Gefühle? Gibt es Verspannungen? Haben Sie Schmerzen? Schreiben Sie, nachdem Sie sich einige Minuten eingefühlt haben einen Brief aus der Perspektive Ihres Penis bzw. aus der Perspektive Ihrer Vagina. Schreiben Sie alles nieder, was Ihnen einfällt. Zensieren Sie nicht, auch wenn Ihnen einiges banal oder dumm erscheint. Die Überschrift des Briefes lautet: „Wie behandelt mich mein Besitzer" bzw. „wie behandelt mich meine Besitzerin".

Nachdem Sie den Brief einige Tage haben liegen lassen, können Sie ihn erneut an sich nehmen und um die Wünsche Ihres Penis bzw. Ihrer Vagina an Sie ergänzen."

Man könnte sich darüber streiten, ob diese Übung eine Körperübung, eine kognitive Übung oder beides ist. Wir halten diese Übung insofern für eine Körperübung als der oder die Betroffene sich in seinen Penis oder ihre Vagina einfühlen muss und spüren muss, wie fühlt sich dieses Körperteil eigentlich an, wie geht es diesem Körperteil, was würde mir dieses Körperteil sagen, wenn es sprechen könnte. Es ist insofern auch eine kognitive Übung, als diesem Körperteil Kognitionen zugewiesen werden. Dadurch werden möglichweise auch Glaubenssätze wie: „Er muss immer so hart sein wie ein Laternenpfahl", „Ich muss immer bereit sein", „Ich muss ihm immer Sex bieten können" usw. hinterfragt und flexibilisiert. Dadurch entsteht eine Entkoppelung von Gehirn und Körper, insofern Leistungsdruck, Erwartungsdruck oder andere luststörende Gedanken ihre Dominanz über den Körper einbüßen.

10.5 Mögliche Problemlagen

Manche Paare argumentieren, dass Sexualität immer spontan sein sollte, und fühlen sich durch regelmäßige Übungen ihrer Spontaneität beraubt. Hier sollte immer wieder auf den Sinn und Zweck der Übung hingewiesen werden und auf das Ziel, Anspannung und Erwartungsdruck zu minimieren, so dass zu einem späteren Zeitpunkt spontane sexuelle Aktivitäten wieder möglich sind. Ein anderes Problem kann sein, dass die Sexualstörung Ausdruck einer schweren Partnerschaftsproblematik ist. Hier ist an eine Paartherapie zu denken. Ein drittes Problem kann sein, dass einer der Partner einen schweren sexuellen Missbrauch erlebt hat. Hier sollte zunächst eine störungsspezifische Traumatherapie durchgeführt werden.

10.6 Indikationen und Kontraindikationen

Wir halten beide Übungen dann für indiziert, wenn kein schwerer Partnerschaftskonflikt, keine sexuelle Traumatisierung und keine schwere Persönlichkeitsstörung vorliegt und die Partner:innen sich freiwillig auf die Übungen einlassen können. Kontraindiziert sind diese Übungen zumindest temporär, sollte die Störung der sexuellen Lust demgegenüber auf schwere Partnerschaftskonflikte, schwere Persönlichkeitsstörungen oder auf eine Traumatisierung zurückzuführen sein.

10.7 Diskussion und Ausblick

Wir haben bewusst darauf verzichtet, eine große Auswahl an körperlichen Übungen und Techniken vorzustellen, was sowohl den Umfang dieses Kapitels sprengen würde, als auch unserem Ansinnen entgegenlaufen würde, dass Sexualität ohne Koitus zur normalen Variabilität von Sexualität gehört. Dieser Ansatz flexibilisiert nicht nur unser Verständnis von Sexualität, sondern läuft schon so manchen dysfunktionalen und lustunfreundlichen Einstellungen entgegen.

Mit diesen Übungen können wir Patient:innen, die aufgrund anderer Erkrankungen oder Nebenwirkungen von Behandlungen in unsere Praxis kommen, helfen, radikal zu akzeptieren, dass Sexualität mit Koitus zumindest temporär nicht möglich ist und trotzdem ein lustvolles Miteinander nicht verunmöglicht.

10.8 Literatur

Avery-Clark, C., Weiner, L., Adams-Clark, A. A. (2019): Sensate Focus for Sexual Concerns: an Updated, Critical Literature Review. Current Sexual Health Reports 11, 84–94, https://doi.org/10.1007/s11930-019-00197-9

Berger, H., Gunia, H. (2019): Psychoedukative Familienintervention (PEFI). Behandlungsmanual bei psychotischen Störungen. 2. Aufl. Schattauer, Stuttgart

Fiedler, P. (2018): Sexuelle Störungen. Belz Verlag, Weinheim

Fliegel, S. (2022): Unsere Sexualitäten. dgvt Verlag, Tübingen

Fliegel, S., Veith, A. (2010): Was jeder Mann über Sexualität und sexuelle Probleme wissen will. Hogrefe, Göttingen

Gromus, B. (2002): Sexualstörungen der Frau. Fortschritte der Psychotherapie. Hogrefe, Göttingen

Gunia, H., Quiroga Murcia, C. (2017): Tango in der Psychotherapie. Ernst Reinhardt, München

Gunia, H., Saurgnani, S. (2023): Training sozialer Kompetenz in der Gruppe. Hogrefe, Göttingen

Hautzinger, M. (2021): Kognitive Verhaltenstherapie bei Depressionen. Belz Verlag, Weinheim

Huang, S., Li, Z., Santtila, P. (2024): The Effectiveness of Online Sensate Focus Exercises in Enhancing Sexual Function and Intimacy Among Chinese Heterosexual Couples: A Randomized Controlled Trial. Journal of Sex & Marital Therapy 50 (6), 1 – 18, https://doi.org/10.1080/0092623X.2024.2355229

Kockott, G., Fahrner, E.-M. (2000): Sexualstörungen des Mannes. Fortschritte der Psychotherapie. Hogrefe, Göttingen

Masters, W. H., Johnson, V. E. (1973): Impotenz und Anorgasmie. Goverts, Krüger und Stuhlberg, Hamburg

Trasselli, C., von Auer, K., Gunia, H. (2022): DBT-Familienskills. Hogrefe, Göttingen

Velten, Julia (2018): Sexuelle Funktionsstörungen bei Frauen. Hogrefe, Göttingen

Zilbergeld, Bernie (2000): Männliche Sexualität. Was nicht alle schon über Männer wussten, 34. Aufl. dgvt Verlag, Tübingen

Wells, A. (2011): Metakognitive Therapie bei Angststörungen und Depression. Belz Verlag, Weinheim

Nachwort: Dank an einen Menschenfreund – Abschied von Hans Gunia

von Michael Huppertz

Jemand, der uns so lange so leibhaftig begleitet hat, kann nicht so einfach sterben. Es ist keine Verleugnung, wenn er unser alltägliches Bewusstsein nicht verlässt. Wir sind nur so langsam von Begriff, wir können seinen Tod nicht für wahr nehmen. Er lebt nicht nur in unserer Erinnerung weiter, sondern in dem, was wir für unser Leben halten. So ist es denn sehr naheliegend, wenn wir uns fragen, was Hans zu dem vorliegenden Band sagen würde, der sein Werk ist wie all die anderen Bücher und Texte, die er geschrieben, an denen er mitgewirkt, die er herausgegeben hat. „Ist doch ganz gut geworden!", hören wir und er schaut uns ruhig und freundlich an. Lob nimmt er gerne an, Kritik nun ja, natürlich, auch wichtig. Hans war ein zufriedener Mensch. Besser geht immer, gut genug auch.

So ging er auch mit den Menschen um, die seine Hilfe suchten. Es war ihm gegeben, andere Menschen zu akzeptieren und dafür zu sorgen, dass sie auf den Berg- und Talfahrten des Lebens weder abheben noch im Graben landen. Er konnte vermitteln, dass es immer weiter geht und dass sie dabei immer schon auf dem rechten Weg sind, aber ein besseres Fahrzeug auch nicht schaden kann. Kein Weg ist ohne Aussicht. Niemand ist zu viel, niemand ist überflüssig. Hans hat sehr viele Menschen über sehr lange Zeit begleitet. Es fiel ihm aber auch nicht schwer, sie loszulassen. Er war nicht überprotektiv, er mutete seinen Patient:innen etwas zu und ermutigte sie dadurch. Hans war mutig und Mut vermehrt sich wie die Liebe durch das Geben. Aber er hatte es nicht eilig. Wenn jemand glaubte, Hans noch zu brauchen, seine Zuversicht und Klarheit, dann konnte er ihn finden. Auch zu Unzeiten. Er interessierte sich in seinem ganzen Berufsleben vor allem für diejenigen, die es besonders schwer hatten oder es sich besonders schwer machten. Deren Not keine Zeit hatte. Er machte es ihnen leicht, weil er ein gutes Gefühl dafür hatte, was möglich ist und was nicht. Er duzte seine Patient:innen und konnte sich das leisten, weil klar war, dass es um die Sache geht, um seelische Gesundheit, nicht um ein irgendwie glückliches Leben.

Übertriebene Erwartungen prallten an ihm ab. Er hatte in seinen Studentenjahren viel auf dem Bau gearbeitet und blieb immer auch ein Handwerker, der gute Arbeit machen will. Der Sisyphos-Charakter der Psychotherapie hat ihn nie gestört. Er war ein zufriedener, freundlicher, nervenstarker, kluger und fleißiger Mann. Wir haben uns in seiner Gegenwart wohlgefühlt und das werden vermutlich die meisten Menschen berichten. Seine Fehlerfreundlichkeit war gewaltig, nur Desinteresse an der Sache machte ihm zu schaffen. Er ließ sich nicht ausnutzen. Er hatte Freude an seiner Arbeit und wollte sie nicht verlieren.

Er wollte effektiv sein, verstehen, was er tut und einen klaren Weg gehen. Und das gelang ihm. Die Verhaltenstherapie war seine Heimat, aber es war kein Problem für ihn, mit Menschen zu arbeiten, die einer anderen Methodik folgten. Er war dagegen, Methoden zu vermischen, er blieb dem treu, was er kannte, aber er konnte anerkennen, was auf Erfahrung beruhte und brauchbar war. So ist auch das vorliegende Buch aus verschiedenen Perspektiven geschrieben. Es ist beflissen und rational und doch schenkt es der Feier des Lebens Raum. Die Tagung, auf der dieses Buch beruht, war ein Fest, verspielt, bewegt, experimentell, nachdenklich. Hans liebte das Leben. Der Tango war ihm nicht in die Wiege gelegt, aber wenn man keine Angst hat vor den Schönheiten und der Macht des Lebens, dem Glück und der Hingabe, dann können wir auch alle tanzen, auch etwas, was so schwierig daherkommt wie der Tango. Seine Melancholie halten wir genauso aus wie seine Schwerelosigkeit. Wir müssen nur etwas Disziplin und Anstrengung selbstverständlich finden und keine Angst haben, zu scheitern. Hans hatte Freude an neuen Ideen und Projekten, denen er in guten und schlechten Zeiten treu blieb. Nun ist er uns leider auch in den Tod vorangegangen. Ein Wiedersehen wäre wunderbar. Wir könnten ihm dieses Buch mitbringen und uns einig sein: „Es ist doch ganz gut geworden." Und dann reden wir über Argentinien.

Autorinnen und Autoren

Ilona Brokuslaus, Physiotherapeutin. Seit 1995 als DBT-Körpertherapeutin im multiprofessionellen Team der Klinik für Psychiatrie und Psychotherapie der Uniklinik Freiburg tätig. Sie entwickelte zusammen mit Prof. Martin Bohus das DBT-Körpertherapie-Modul. Mehrere Veröffentlichungen zum Thema Körpertherapie im Rahmen der DBT.

Andrea Chmitorz, Prof. Dr. phil., lehrt seit 2019 Gesundheitswissenschaften an der Hochschule Esslingen und ist psychologische Psychotherapeutin mit Schwerpunkt Verhaltenstherapie. Ihre Forschungsschwerpunkte liegen in den Themenbereichen psychologische Resilienz und Interventionen zur Förderung der psychischen Gesundheit.

Hans Gunia (1956–2025), Dipl.-Psych., Lehrtherapeut und Supervisor in Verhaltenstherapie und DBT, war Mitbegründer des Darmstädter DBT-Netzwerkes und Vorstandsmitglied im Dachverband DBT. Präsident und Gründungsmitglied der deutsch-argentinischen Gesellschaft für Verhaltenstherapie. Hans Gunia war Mitglied der Arbeitsgruppe Familientherapie in der DGPPN und Mitglied der Arbeitsgruppe Psychoedukation in der Deutschen Gesellschaft für Psychoedukation (DPE). Er war 15 Jahre lang Mitglied im Vorstand des deutschen Fachverbandes für Verhaltenstherapie. Autor zahlreicher Veröffentlichungen über DBT, DBT-Familientherapie, Training Sozialer Kompetenz, Psychoedukation und Tango in der Verhaltenstherapie.

Thomas Heidenreich, Prof. Dr. phil., ist Psychologischer Psychotherapeut und Supervisor für Verhaltenstherapie. Thomas Heidenreich lehrt Psychologie für Soziale Arbeit und Pflege an der Hochschule Esslingen. Studium Diplom-Psychologie an der Universität Konstanz, Promotion und Habilitation im Bereich Klinische Psychologie und Psychotherapie am psychologischen Institut der Universität Frankfurt.

Beatrice Herzog-Schilling, Dipl.-Psych., Psychologische Psychotherapeutin, Supervisorin und Dozentin für Verhaltenstherapie in eigener Praxis mit Schwerpunkt für Borderline- und Essstörungen. An der Poliklinischen Institutsambulanz der Universität Mainz supervidiert sie die angehenden Therapeut:innen im Essstörungsschwerpunkt.

Michael Huppertz, Dr. phil. Dipl. Soz., Arzt für Psychiatrie und Psychotherapie. Studium der Soziologie, Philosophie und Medizin. Seit 1997 Arbeit mit achtsamkeitsbasierter Psychotherapie. Aktuelle Arbeitsschwerpunkte: Achtsamkeit, Global Mental Health.

Eduardo Keegan, Doktor der Universität von Buenos Aires in Psychologie. Lehre in Klinischer Psychologie und Psychotherapie an der Fakultät für Psychologie, UBA. Außerordentlicher Professor für Theorie und Methoden der kognitiv-behavioralen Therapie an der Fakultät für Psychologie, UBA. Direktor der Ausbildung in klinischer Psychologie und kognitiver Verhaltenstherapie, UBA. Gründungsmitglied und Vizepräsident der Deutsch-Argentinischen Gesellschaft für Verhaltenstherapie. Didaktisches Mitglied der Argentinischen Gesellschaft für Verhaltenstherapie. Mitglied des Vorstands der Lateinamerikanischen Föderation für kognitive und Verhaltenstherapie. Ehrenmitglied der Polnischen Gesellschaft für Kognitive Verhaltenstherapie.

Ernst Kern, Dr. phil. Dipl. Psych., Psychologischer Psychotherapeut, leitender Psychologe in einer psychiatrischen Klinik, Leiter einer DBT-Station, Dozent und Supervisor in verschiedenen Instituten, Ausbilder für Körperpsychotherapie, Gruppenpsychotherapie, Supervisorenausbildung.

Florencia Luz Koutsovitis, Hochschulabschluss in Psychologie, Lehrerin für Psychologie im Sekundar- und Hochschulbereich an der Universität Buenos Aires (UBA). UBACyT-Promotionsstipendiatin und Mitglied des UBACyT-Projekts „Kulturelle Aspekte einer internetbasierten transdiagnostischen psychologischen Intervention: Wahrnehmung der Nutzer des argentinischen Gesundheitssystems". Zertifizierte kognitive Verhaltenstherapeutin (AATC).

Johannes Michalak, Prof. Dr. phil., Diplom-Psychologe, Psychologischer Psychotherapeut (VT). Er ist seit 2014 Lehrstuhlinhaber für Klinische Psychologie und Psychotherapie an der Universität Witten/Herdecke, vorherige Stationen waren die Universitäten Bochum, Heidelberg und Hildesheim. Seine Forschungsschwerpunkte sind achtsamkeitsbasierte Therapieverfahren, die Interaktion von Körper und Emotionen bei psychischen Störungen und Psychotherapie bei Menschen mit Behinderungen.

Maria Gualdalupe Rosales, Doktorin der Klinischen Psychologie, Gesundheitswissenschaften. Ausgebildet in Klinischer Psychologie und kognitiver Verhaltenstherapie, Professorin für kognitive Verhaltenstherapie an der Fakultät für Psychologie der Universität Buenos Aires. Gründerin und Leiterin der Asociación Santé für evidenzbasierte Gesundheitspsychologie, Vorstandsmitglied der Argentinischen Vereinigung für das Studium des Schmerzes (AAED), einer Sektion der Internationalen Vereinigung für das Studium des Schmerzes (IASP).

Simone Saurgnani, Dipl.-Psych., Lehrtherapeutin, Dozentin und Supervisorin für Verhaltenstherapie, DBT und achtsamkeitsbasiertes Arbeiten. Mitarbeit in Psychotherapieforschungsprojekten als Therapeutin, Dozentin und Supervisorin. Arbeitsschwerpunkte sind DBT, Achtsamkeit, Traumatherapie und Arbeit mit komplex beeinträchtigten Menschen.

Thorsten Welke, Physiotherapeut. Seit 2002 als DBT-Körpertherapeut im DBT-Team der Klinik für Psychiatrie und Psychotherapie der Uniklinik Freiburg tätig. War an der Weiterentwicklung des DBT-Körpertherapie-Moduls wesentlich beteiligt. Zusammen mit Ilona Brokuslaus und Arno Edel Buchveröffentlichung zum Thema DBT-Körpertherapie.